Open Dialogue

Introducing Its Dialogical Practice and Care System into Japan

オープンダイアローグ
実践システムと精神医療

石原孝二・斎藤 環［編］

Kohji Ishihara and Tamaki Saito

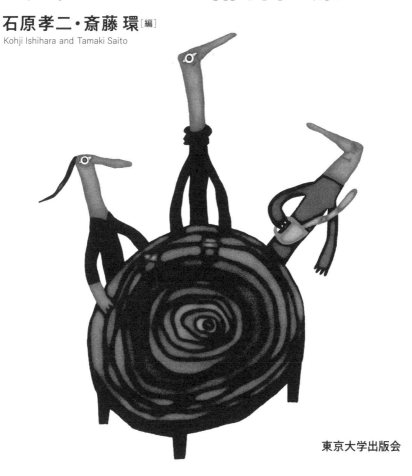

東京大学出版会

Open Dialogue
Introducing Its Dialogical Practice and Care System into Japan
Kohji ISHIHARA and Tamaki SAITO, editors
University of Tokyo Press, 2022
ISBN 978-4-13-060415-4

『オープンダイアローグ　思想と哲学』
『オープンダイアローグ　実践システムと精神医療』
刊行にあたって

　オープンダイアローグは1980年代からフィンランド・西ラップランドで開発されてきた地域精神医療の包括的なアプローチであり、近年世界的な注目を集めている。日本でも数年前から関心を集め、今や一種のブームとなっている。オープンダイアローグが注目を集めてきた背景には、それが地域精神医療のアプローチとして高い成果を残しているということ、そして、従来の精神科医療の常識とは全く異なる思想に貫かれているということがある。とりわけ世界最多の精神科病床、頻繁な身体拘束、多剤大量処方などの問題を抱える日本の精神科医療にとって、オープンダイアローグのアプローチは大きなインパクトを与えるものだった。

　『オープンダイアローグ　思想と哲学』はオープンダイアローグの哲学的・思想的な側面に焦点をあて、オープンダイアローグの思想の源流を探るとともに、現代哲学の様々なアプローチとの関係についても考えるものとなっている。『オープンダイアローグ　実践システムと精神医療』では、オープンダイアローグのシステムと実践に分け入る。精神科医療一般や地域精神医療との関係にも触れながら、日本でのオープンダイアローグに関連する対話実践の様々な動きを紹介し、オープンダイアローグの日本での展開の可能性を展望する。

　オープンダイアローグは単なる技法にとどまるものではなく、その有効性と実践を理解するためには、その哲学を深く理解することが不可欠であろう。この2冊がオープンダイアローグの哲学と実践を考えていくための一助となることを願っている。

石原孝二・斎藤　環

『オープンダイアローグ　思想と哲学』『オープンダイアローグ　実践システムと精神医療』はJSPS科研費（16H03091）「精神医学の社会的基盤——対話的アプローチの精神医学への影響と意義に関する学際的研究」の主要な成果として企画され、出版されるものである。また、2冊の内容の一部には、JSPS科研費（19KT0001）「対人援助とセラピーにおける対話実践の身体性と社会性——対話空間のオラリティ研究」の成果も含まれている。

はじめに

石原孝二・斎藤 環

　本書は同時に刊行される『オープンダイアローグ　思想と哲学』と対になるものである。『オープンダイアローグ　思想と哲学』では、オープンダイアローグの思想の源流や現代哲学の様々なアプローチとの関係について述べられる。本書では、オープンダイアローグを支えるシステムを論じるとともに、日本における導入に向けた様々な試みを紹介する。

　「I　オープンダイアローグのシステムと思想」では、オープンダイアローグがフィンランドの西ラップランドで可能になった背景、日本での制度的な障壁と展開の可能性について展望する章のほか、フィンランドの風土や米国における障害者運動とのオープンダイアローグとの関係に関するコラムが配置されている。「II　オープンダイアローグと精神科医療・臨床心理」では、精神科医、臨床心理士としてのそれぞれの立場から、オープンダイアローグの理論的・実践的な特徴と日本での展開の可能性が論じられている。「III　オープンダイアローグと地域精神医療」では、地域精神医療に関わってきた実践家たちにより、オープンダイアローグの考え方やトレーニングのインパクトについて論じられる。「IV　オープンダイアローグのトレーニングと実践に向けた試み」では、日本およびフィンランドや他の国・地域でのトレーニングコースの展開について紹介されているほか、クリニック、訪問看護、精神科病院、オンラインでのオープンダイアローグに向けた取り組みや対話実践の試みが紹介されている。

　各章・コラムの概要は以下の通りである。

I　オープンダイアローグのシステムと思想

　「1　オープンダイアローグのシステムと実践の基盤」（石原孝二）は、オープンダイアローグが西ラップランドで可能となった背景について、フィンラ

ンドの医療制度や精神医療政策の変遷などを踏まえて明らかにすることを試みている。また、ニード適合型アプローチとオープンダイアローグの展開において研究が果たした役割を指摘しながらオープンダイアローグの研究の歴史を概観する。さらに、オープンダイアローグを日本で展開するにあたっての障壁を明確化し、日本での展開の可能性についても展望している。ピアサポートを取り入れたオープンダイアローグの意義についても述べられている。

「コラム1　フィンランドの風土とオープンダイアローグ」（森下圭子）は、フィンランド在住のムーミン研究家でオープンダイアローグの研修の通訳なども務める筆者が、日本と比較しながら、オープンダイアローグの背景にあるフィンランドの風土や人との関係について述べる。フィンランドでは、個性が尊重されているとともに、「仲間は見捨てない」という考え方が根付いていることなどが紹介されている。

「コラム2　障害者運動とオープンダイアローグ」（熊谷晋一郎）は、障害者運動のなかで1990年代から使われてきた「私たち抜きに私たちのことを決めるな」というスローガンと、オープンダイアローグの理念・哲学が共鳴し合うものであることを指摘する。また、米国におけるリカバリー・ムーブメントの歴史と、このリカバリー運動を当事者として先導してきたダニエル・フィッシャーの議論を紹介しながら、障害者運動とオープンダイアローグの関係について述べる。

II　オープンダイアローグと精神科医療・臨床心理

「2　オープンダイアローグは日本の精神医療の扉を開くか」（高木俊介）は、ACT（包括型地域生活支援）の日本における導入と実践に関わってきた経験を踏まえ、オープンダイアローグが、日本の精神科病院中心の体制から抜けだす道を示すものであるとする。しかしまた、オープンダイアローグを支えるシステムを欠く日本においては、既存の体制に頼り、精神科病院の思想・感性・行動様式がそのまま流れ込み、オープンダイアローグが変質してしまう危険性があることが指摘されている。本章の最後では、OD（オープンダイアローグ）だけでなく、AD（未来語りのダイアローグ）にも触れられながら、対話の思想をACTの中に取り入れていく実践について述べられている。

「3　ダイアローグ実践の哲学と臨床姿勢」（白木孝二）によれば、オープンダイアローグの基本的な考え方は、ダイアローグを生み出し、展開させること自体を目的とすることや、ミーティングの目的を解決に至ることと考えず、全員が自分の声で話し、他が耳を傾けること、また、ダイアローグの成り行きとして変化が起こりはじめると考えることにあることにある。白木はまた、セラピストが、問題解決モードに入ってしまい、ダイアローグの生成、展開を妨げてしまう可能性があり、そのことは、ダイアローグ（フェーズ）と判断・決定（フェーズ）とを意識的、物理的に分けることによって防ぐことができるのではないかと指摘する。

「4　開業心理相談とオープンダイアローグ」（信田さよ子）は、筆者自身が関わった実践例も紹介しながら、心理職にとってオープンダイアローグが持つインパクトについて論じている。筆者は実践のためのシステム構築が未整備な日本においては、諸機関の関係者がオープンダイアローグにとりくむための情報を共有し、とりあえずの実践にこぎつけ、実践例を共有していくことを最優先するべきであるとする。また、オープンダイアローグは、医療におけるヒエラルキーを対等で民主的な関係へと更新することを迫る方法であり、オープンダイアローグにおける治療・援助関係における権力性の解除が、治療者・援助者にも「解放と快楽」をもたらすものであるとしている。

III　オープンダイアローグと地域精神医療

「5　地域精神医療とオープンダイアローグ」（下平美智代）は、ケロプダス病院での滞在とスタッフへのインタビューなどを踏まえて、オープンダイアローグの開発の歴史や地域精神医療としてのオープンダイアローグについて整理している。筆者はまた、治療ミーティングに参加した経験から、治療ミーティングがセラピーとしての側面と、ケア会議としての側面を有していることを指摘している。さらに、オープンダイアローグの7つの原則の遂行が、(1) 24時間のオンコール体制、(2) 患者ごとの個別チーム体制、(3) アウトリーチ可能な体制、(4) スタッフのトレーニングシステムの4つの意識的な体制づくりによって支えられているとする。

「6　オープンダイアローグから学んだことを ACT の実践に取り入れてみて

変化として認識されたこと」（伊藤順一郎・福井里江）は、2017年のオープンダイアローグ基礎トレーニングコースへの参加やオープンダイアローグの考え方の導入が伊藤たちのACT（包括型地域生活支援）の実践にどのような影響を与えたのかを記したものである。ACTは24時間の危機対応をかかげているが、オープンダイアローグの7つの原則の即時対応とは異なるものであること、他の原則の柔軟性と機動性、責任、心理的継続性については、ACTの考え方と親和性が高いこと、また、不確実性に耐えることと対話主義は、従来のACTには無かった視点であることなどが指摘されている。

　「7　認知症とオープンダイアローグ」（森川すいめい）は、認知症をもつ方との対話実践事例の紹介を通して、オープンダイアローグの本質的な理解に迫る。筆者は、オープンダイアローグに出会う前に、認知症をもつ方への支援において、本人、家族と「輪になって話す」ことの重要性に気づいたと言う。オープンダイアローグの原則にある即時援助や、オープンダイアローグの最も大切な考え方である「本人のいないところで本人のことを話さない」という考え方は認知症をもつ方への支援において重要なものである。筆者は認知症をもつ人とのオープンダイアローグは特別なものではなく、対話が必要な状況がそこにあり、その理由の1つが認知症として出現したのだとする。

IV　オープンダイアローグのトレーニングと実践に向けた試み

　「コラム3　トレーニングコース」（大井雄一）は、フィンランドでのオープンダイアローグトレーナー養成コースを終了し、日本でのトレーニング基礎コースにおいてトレーナーを務める筆者が、日本におけるトレーニングコースの概要を紹介する。また、西ラップランド、米国、英国で行われているトレーニングコースの概要を紹介するとともに、フィンランドでのトレーナー養成コースの様子を詳しく紹介している。

　「コラム4　クリニックと訪問看護ステーションを一体化した実践」（西村秋生）は、オープンダイアローグの実践を想定してクリニック（だるまさんクリニック）を2016年に立ち上げた筆者によるものである。クリニックは訪問看護ステーション「訪問看護ステーションふぁん」と同時期に同じ建物の中に開設された。クリニックと訪問看護ステーションが一体となって、オー

プンダイアローグの要素を取り入れた実践が行われている様子が描かれている。

「コラム5　精神科訪問看護という、ひととの出逢い方――オープンダイアローグでつながり深まる世界の中で」（三ッ井直子）は、訪問看護ステーションで看護師として働く筆者が、オープンダイアローグとの出会いや延べ1,600人が参加したオープンダイアローグの勉強会などについて紹介している。また、訪問看護での筆者の「ひととの出逢い方」や、「統合失調症」と診断され、診断とともに生きてきたきょうだいとの関わりについて語る。

「コラム6　琵琶湖病院における対話実践の取り組み」（村上純一・山中一紗）は、琵琶湖病院の地域移行ユニットにおける対話実践の取り組みについて紹介したものである。琵琶湖病院では2019年に設置された地域移行ユニットを中心に対話実践の導入の試みが進められてきた。現在では、治療ミーティング、スタッフミーティング、ピアサポーターミーティングなどの様々な対話の場がつくられている様子が描かれ、民間の精神科病院における対話実践の可能性と課題を示唆するものとなっている。

「コラム7　オンライン診療の実態とリモート対話実践プログラム（RDP）」（斎藤環）は、コロナ禍で進んだオンライン診療の現状を整理した上で、筆者たちによる「リモート対話実践プログラム（RDP）」について紹介している。オンラインでは身体的なやりとりは難しいが、地域や所属機関の制約を受けずに治療チームを組むことが可能であり、治療チームや患者・家族の参加の負担も軽減される。関係者や専門家を招くことも容易になり、RDPの有効性が確立されれば、精神医療における対話実践の可能性が大きく拡がることになるだろう、としている。

目　次

I　オープンダイアローグのシステムと思想

II　オープンダイアローグと精神科医療・臨床心理

III　オープンダイアローグと地域精神医療

IV　オープンダイアローグのトレーニングと
　　実践に向けた試み

I　オープンダイアローグの
　　システムと思想

1　オープンダイアローグのシステムと実践の基盤

石原孝二

1　はじめに——7つの原則の確認

オープンダイアローグ・アプローチは単なる対話実践の「技法」を指すわけではない。それは、精神的なクライシスの状態にある人を対象とした、精神保健サービスのシステム全体をつらぬく実践であり、システムそのものである。『オープンダイアローグ　思想と哲学』第1章「オープンダイアローグの思想」（3-16頁）でも紹介したが、ここでもオープンダイアローグの7つの原則を確認しておくことにしよう（括弧の中はそれぞれ確立した年を示している）。

　　1．即時援助（1987年）
患者[1]や家族、機関からコンタクトがあってから24時間以内に最初のミーティングを設定し、24時間対応の危機対応サービスを開始する。
　　2．社会的ネットワークの視点
患者、家族、他の重要な人を、最初のミーティングに招く。
　　3．柔軟性と機動性（1987年）
個々のケースのニーズに対応し、最も適切な治療を行う。家族の許可が

1）オープンダイアローグに関する英語文献では、patient という表現が使われることが多く、client という表現も使われている。本章では、「患者」および「サービスユーザー」という表現を使用する。

あれば患者の自宅でミーティングを継続的に行う。

4. 責任（1988 年）

最初に対応したスタッフが最初のミーティングを設定し、治療ミーティングを担当するチームが、患者の治療全般に責任を持つ。

5. 心理的継続性（1993、1994 年）

同じチームが、その必要がなくなるまで、外来、入院を通して治療に責任をもつ（急性期精神病クライシスの場合、2 ～ 3 年の治療期間が必要となる）。

6. 不確実性への耐性（1994 ～ 1996 年）

精神病的なクライシスにおいては、少なくとも 10 ～ 12 日間、毎日ミーティングを開けるようにしておくことによって、共同的なプロセスへの信頼感と安心感を得る。診断によって治療法を決めるのではなく、対話の中で治療法を決めていく。ミーティングにおいては、次のミーティングを行うかどうか、いつ行うのかを決定する。神経遮断薬〔抗精神病薬〕を投薬する場合は、決定前に少なくとも 3 回のミーティングで投薬について話し合う。

7. 対話主義（1994 ～ 1996 年）

患者や患者の家族に変化を起こすことを狙うのではなく、対話を促進することを重視する。対話においては、参加者は平等な立場で話をする。また、患者がいないところで患者について話をせず、家族のことについて、家族がいないところで決めない。

（Seikkula et al. 2001, Seikkula et al. 2003, Seikkula et al. 2006, Bergström
et al. 2018. 各原則の説明文は文献により若干異なっている。）

　この 7 つの原則で言われていることは明確である。しかし、現在の日本の精神医療体制のもとでこのことを実現することは不可能に近い。オープンダイアローグはなぜ西ラップランド医療区では可能になったのだろうか。日本でオープンダイアローグの実践を目指すことは可能なのだろうか。本章では、この 2 つの問いを中心として、議論を進めていきたい。次節第 2 節ではフィンランドにおける医療制度と精神科医療政策の変遷を整理した上で、オープ

ンダイアローグが生まれるきっかけとなった一連の研究についても紹介する。第3節では、日本におけるオープンダイアローグの実践を阻む3つの障壁についてまとめ、第4節で、日本で何を目指すべきかを考えてみたい。最後の第5節では、イギリスなどで展開されているオープンダイアローグへのピアサポートの導入の動きについて紹介し、オープンダイアローグにおけるピアサポートの意義について考える。

2 西ラップランドでなぜ可能だったのか？

2.1 西ラップランド医療区とオープンダイアローグ

オープンダイアローグは、西ラップランド医療区を構成するトルニオ市にあるケロプダス病院を中心として開発されたものである。現在フィンランドは 20 の医療区（病院区）に分けられている（Tynkkynen et al. 2016）。西ラップランド医療区は、6つの自治体（Kemi, Keminmaa, Simo, Tervola, Tornio, Ylitornio）によって構成されている[2]。現在この医療区がカバーしている人口は6万人台である（Bergström et al. 2018: 170）。ケロプダス病院と西ラップランド医療区の歴史的経緯は少し複雑である。後にオープンダイアローグと名づけられる精神科医療のアプローチが開発され始めた 1980 年代は、西ラップランド医療区はまだ存在せず、トルニオなどの自治体は、ロバニエミを中心としたラップランド医療区に組み込まれていた。しかし 1978 年の医療体制の変更により、ケロプダス病院が独自のサービス提供体制を構築し始める。そのことが、オープンダイアローグが生まれる基盤となっていくのである。本節では、その経緯を確認していくことにしたい。

フィンランドの精神保健制度の日本との最も大きな違いは、分権化が徹底していることである（Lehtinen 1987, Lehtinen & Taipale 2001, Pylkkänen 2012）。フィンランドでは伝統的に医療サービスの提供は自治体が責任をもって行う

2）西ラップランド医療区のウェブサイト（https://www.lpshp.fi/en/main-page.html）参照（2021 年 11 月 23 日確認）。医療区の正式な名称は Länsi-Pohja 医療区（病院区）である。フィンランド語では、Länsi-Pohjan sairaanhoitopiiri となる。sairaanhoitopiiri は英語では hospital district と表記されることが多いが、ウェブサイトの英語表記では、healthcare district と表記されている。本稿では「医療区」と訳すこととした。

ものであると考えられ、自治体が大きな裁量権をもってきた。しかし、フィンランドの基礎自治体の人口規模はまちまちであり、小規模な自治体は単独で高度な医療サービスを提供することは難しい。そこで、自治体の広域連合などによって、二次医療（専門医療）のサービス提供が行われてきた。1952年の精神保健法では、自治体の広域連合などによって構成される精神医療区が設定され、精神医療区に1つの専門的治療を行う精神科病院（A病院）の建設が義務付けられるとともに、慢性期の患者を永久に収容するための精神科病院（B病院）も建設することが許された（Lehtinen 1987: 59）。この法律により、フィンランドでは精神医療区の専門的な精神科病院を中心とした、独立した医療システムが精神医療区ごとに行われることになったのである。

1970年代において、ケロプダス病院は、ラップランド医療区におけるB病院として位置づけられていた。つまり、慢性期の患者が長期入院する病院だったのである。精神科の専門病院（A病院）の機能は、ロバニエミの精神科病院が担っていた。しかし、1978年の法改正により、地域が精神科の急性期治療にも責任をもつこととなり、ケロプダス病院でも急性期治療にあたるようになる。1990年には、ラップランド医療区から独立する形で西ラップランド医療区・精神医療区が成立し、ケロプダス病院は西ラップランド精神保健医療区の中核機関として位置づけられることとなった[3]。

ケロプダス病院においてオープンダイアローグへとつながる実践が始まったのは、1980年代初めであり、ケロプダス病院が急性期患者の治療にあたるようになってから、あまり年月がたっていない時期にあたる。上述のように西ラップランド医療区・精神医療区が成立するのは1990年のことであり、この年にケロプダス病院を中心とし、西ラップランド医療区をキャッチメントエリアとする精神保健サービスの体制が確立したと考えることができる。オープンダイアローグのシステムが完成するのは1990年代においてである。システムとしてのオープンダイアローグは、1970年代以降のフィンランド

---

3) この段落の説明は西ラップランド医療区の精神科医 Kari Valtanen 氏との私信（2021年6月6日）による。なお従来のB病院が急性期の治療に携わることを可能にした法改正はAlakare & Seikkula 2021: 37 では1979年とされているが、Lehtinen 1987 などでも1978年に法改正があったとされており、法律の改正自体は1978年なのではないかと思われる。

および西ラップランド地域の医療提供システムによって可能になったものだと言えるだろう。

　オープンダイアローグが地域の医療提供システムによって可能になったものであるということは、医療提供システムの変更によって、西ラップランド医療区全体におけるオープンダイアローグの実践が困難になったことから逆に裏付けられる。オープンダイアローグのシステムが完成した1990年代には、自治体のすべての精神保健ユニットがクライシス介入チームの組織に参加し、スタッフの75％が家族療法もしくは力動的な個人精神療法のトレーニングを受けていたが、フィンランドの精神療法家のトレーニングシステムの変更などにより、その割合は減少し、また、2000年代には各自治体の外来クリニックは医療区から独立していった（Bergström et al. 2018: 170）[4]。このことにより、医療区全体における包括的なケアシステムの維持が困難になったものと思われる（Ibid.）。現在ケロプダス病院があるトルニオ市は現在でもオープンダイアローグに沿った精神科医療が行われているが、他の自治体におけるメンタルヘルスサービスの提供システムは、ケロプダス病院との連携を保持しつつも、基本的には独立したものとなっている。

2.2　地域精神医療への移行とニード適合型治療

　西ラップランドでオープンダイアローグの開発が可能になったもう1つの背景は、1970年代以降のフィンランドの精神医療政策である。世界の精神医療は1950年代以降、（日本をのぞいて）精神科病院中心の医療から地域精神医療へと順次移行していった。1970年代のフィンランドは、人口比で現在の日本やピーク時のアメリカをも超える精神科病床数をかかえていた（Lehtinen 1987: 59; Pylkkänen 2012: 16）。精神科病床を大幅に削減し、かつ、

　4）フィンランドの1978年の法改正では精神科医療と一般医療との統合が任意で可能となり、1990年の法改正では、（二次医療としての）精神科医療は他の二次医療と統合されることとなった。その結果、精神保健サービスの一部は医療区からプライマリケアを担う自治体に移管されることになり、自治体ごとに大きな差異が生じることとなった（Pylkkänen 2012, Patana 2014）。各自治体の独立は、1990年の法改正によって可能になったものと思われる。Kari Valtanen氏によると、1999年にケミ市が西ラップランド医療区から分離し、2000年に他の自治体が分離していったとのことである。

十分な精神科医療のサービスを提供することが、この時期のフィンランドの精神科医療改革が実現しようとしていたことだった。

　そのような背景のもとでフィンランドでは1980年代に統合失調症国家プロジェクトが展開される。このプロジェクトは新規および古くからの長期入院者の数を半減し、精神科病院中心の医療から地域精神医療へ移行することを目的としたもので、1981年から1987年まで実施された（Tuori et al. 1998）。その治療モデルとして取り入れられたのが、トゥルクでアラネンたちによって1980年代前半に開発されたニード適合型治療（need-adapted treatment）である。『オープンダイアローグ　思想と哲学』第1章でも述べたように、オープンダイアローグ・アプローチはニード適合型治療を発展させたものであり、当然のことながら、ニード適合型治療と多くの共通点を有している。

　ニード適合型治療の原則は次のようなものである。(1) 治療実践は、患者や家族の変化する実際のニーズを満たすように、ケースごとに、柔軟かつ個別的に計画され実施される。(2) 診察と治療は心理療法的な態度[5]に重点を置く。(3) 様々な治療実践は互いを損なうものではなく、支え合うものでなければならない。(4) 治療プロセスの質が明確に意識されなければならない（Alanen et al. 1991）。これらの原則以外で重要なニード適合型治療の特徴としては、①「治療ミーティング」などを通じて患者、スタッフ間での「オープン」で相互的な関係性を重視し、治療方針の決定などにおいては、必ず患者が話し合いに参加するようにすること、②「家族中心の（family-oriented）治療モデル」であること、③入院・通院を通した継続的な治療を提供すること、④治療スタッフに対する3年間の家族療法トレーニングを行うことなどを挙げることができる。

　このニード適合型治療は、フィンランドの統合失調症の治療の考え方に大きな影響を与えたものとなった。最も大きな影響は、「急性期精神病チーム」（APT）が全国で組織されることになったことだろう（Tuori et al. 1998: 14）。「ニードに応じた治療」という考え方も一般化した。また、多職種を対象とした長期間（2年半〜5年）の家族療法トレーニングが全国的に行われるよ

---

5) ここでの「心理療法的な態度」とは、患者と患者にとって重要な人たちに何が起きたのか、何が起きつつあるのかを理解しようとすることを意味している（Alanen et al. 1991: 367）。

うになっていった（Alanen et al. 1991: 371）。

2.3　ニード適合型治療からオープンダイアローグへ——研究が果たした役割

　オープンダイアローグ・アプローチの開発はニード適合型治療の考え方を取り入れることから始まったものであり[6]、その考え方を徹底したものでもある。しかしまた、オープンダイアローグ・アプローチは、診断を重視せず（より）「対話」を重視することや（石原 2019）、薬物療法についてより慎重な態度をとることなどの点において、ニード適合型治療とは異なる側面を有している。特に薬物療法に関する差異は、ニード適合型治療の効果研究にケロプダス病院が参加する中で生じてきたものであると言える。以下ではそのことについて述べていくことにしたい。

　医学研究においては、ランダム化比較試験（RCT）（のメタアナリシス）が最も強いエビデンスをもたらすものとされている。しかし、地域全体を対象として行われ、また、個々のニードに適した治療を行うニード適合型治療においては、それを適用する群と適用しない群に分けることが困難である。そこで、ニード適合型治療を適用した時期とその前の時期を比較することによってその効果を評価することが試みられてきた。トゥルクでニード適合型治療が適用される前の 1976 年〜 1977 年と、適用後の 1983 年〜 1984 年の期間に治療を受けた 2 群について、2 年後、5 年後のフォローアップ調査で、精神病症状の有無、障害年金受給率、入院日数を比較したのである。この調査では、ニード適合型治療の時期に治療を受けた群のほうの結果が良いことが示された（Alanen et al. 1991: 369, Lehtinen 1993）。

　ニード適合型治療はもともと薬物を中心とした治療ではなく、心理療法やチーム医療を重視する治療のモデルとして考えられたものだった。一方で、このアプローチは「統合的モデル」であり、薬物療法もその一部として含まれるものとして考えられていた。神経遮断薬の投薬自体は前提であり、いか

---

6) ケロプダス病院へのニード適合型治療の考え方の導入は 1981 年に始まる。この年にトゥルク大学のアールトネンがケロプダス病院でスタッフ全員を対象とした 2 日間の研修を 2 回行っている。ヤーコ・セイックラ、ビルギッタ・アラカーレ、ODNJP 講演会「創始者が語るオープンダイアローグ——誕生の物語と未来への可能性」2017 年 8 月 20 日（ODNJP 2018b: 25）。

に「最小限の神経遮断薬の用量」を見出すかが課題であったのである（Alanen et al. 1991: 367）。

　しかし1989年には、トゥルクのKupittaa病院で1989年から、神経遮断薬を使わずに統合失調症の治療を試みるパイロットスタディが開始される（Alanen 1997［2018］, chap. 4）。そこで良好な結果が得られたため、神経遮断薬の使用を控える群（実験群＝3センター）と従来通り使用する群（コントロール群＝3センター）に分け、センター間の成果を比較する研究（API=Acute Psychosis Integrated Treatment 研究）が行われることとなった。対象者は1992年4月から1993年12月の間に各センターにおいて「初回エピソード精神病」[7]で入院した患者である。神経遮断薬の使用を控えるセンターとして参加したのが、トゥルクの2センターとトルニオのセンター（ケロプダス病院）だった（Lehtinen et al. 1996, Lehtinen et al. 2000）。

　「実験群」、つまり投薬を控えるセンターでは、入院後3週間は可能な限り神経遮断薬は使用せず、必要に応じてベンゾジアゼピン系睡眠薬を処方することとした。その後も必要がなければ処方を控えることとし、「コントロール群」では従来通り、ただちに神経遮断薬を使用することとした。実験群・コントロール群ともにニード適合型治療の考え方に沿った治療を行った。このAPIプロジェクトの2年後の追跡調査では、投薬を控えたセンターのほうがすべての指標において良い結果を示し、入院期間2週間未満が実験群で50.8％、コントロール群が25.6％、過去1年間精神病症状無しが実験群で58.2％、コントロール群で41.0％、就業が実験群で32.8％、コントロール群で30.8％、GAS（総合評価尺度）7以上が実験群で49.2％、コントロール群で25.0％などとなっている。実験群のセンターのスタッフは精神療法のトレ

7）Lehtinen et al. 2000 では、first-episode functional non-affective psychosis と表現されている。診断名としては、schizophrenia, delusional psychosis, schizophreniform psychosis, unspecified psychosis が該当するようである。なお、この診断名は、DSM-III-R（APA 1987）によるものとされているが、DSM-III-R の診断名は、表現が若干異なっている。また、functional non-affective psychosis という表現も DSM-III-R にはない。ICD-9（WHO 1977）では、精神障害の下位区分として、organic psychotic conditions と other psychoses があり、other psychoses の中に schizophrenic psychoses, affective psychoses, paranoid states などの診断名が含まれている。functional non-affective psychosis という表現は、ICD-9 のこの分類法を念頭においたものであろう。

ーニングや経験がより豊富であり、同じ条件とはなっていない。そのため、投薬を控えたことがどの程度この結果に影響したのかは不明だが、少なくとも、投薬を控える治療実践が通常の治療と同等以上の成果をあげることが可能なことが示されたとは言えるだろう（Lehtinen et al. 2000）。

　このAPIプロジェクトの期間終了後に、ケロプダス病院では、引き続き独自の研究を継続することとし、その研究プロジェクトを「急性期精神病に対するオープンダイアローグ・アプローチ（ODAP）」（1994-1997）と名づけた。オープンダイアローグ・アプローチの7つの原則は、1987年から1996年にかけて確立したものであり、このODAPの期間はオープンダイアローグ・アプローチが確立した時期にあたることになる（Seikkula et al. 2006）。

　オープンダイアローグが国際的に注目を集めるようになった要因の1つとして、その成果を積極的に学会誌に投稿してきたということがある。その成果は、APIプロジェクトとODAPプロジェクトの時期のデータに基づき、2年後、5年後、（平均）19年後という、極めて長期にわたる追跡調査により示されてきた[8]（表1）。

2.4　西ラップランド医療区を超えた拡がり

　先に確認したように、オープンダイアローグ・アプローチは、当該のエリア（キャッチメントエリア）全体にたいして一貫した精神医療サービスを展開することを可能とするフィンランドの医療制度によって可能となったものだった。オープンダイアローグの効果研究も、西ラップランド医療区の全体のデータを他の医療区と比較するという形で行われてきた。こうした実践と研究は、医療サービスにおけるキャッチメントエリア方式を採用していない国・地域では不可能であるし、キャッチメントエリア方式を採用していたとしても、エリア全体にオープンダイアローグのような革新的なアプローチを導入することは容易ではない。

---

[8]　APIプロジェクトは、ニード適合型治療の研究プロジェクトとして展開されたが、その後西ラップランド医療区以外でのニード適合型治療に関する量的な研究は途絶えてしまう。ニード適合型治療に関してはその後スウェーデンおよび米国で「パラシュートプロジェクト」として研究が行われている（Cullberg et al. 2006; Wusinich et al. 2020）。

表1　オープンダイアローグに関連する主な研究と

プロジェクト名［研究期間］もしくは〈対象期間〉	【方法】担い手
1981 年：Jaakko Seikkula ケロプダス病院赴任、	
1984 年：オープンダイアローグにつながる治療実践	
Western Lapland Project (WLP) [1987-]	【Social Action Research】Jaakko Seikkula ほか（ケロプダス病院＋ユヴァスキュラ大学）
1989 年：ケロプダス病院で全スタッフを対象にした 3 年間の	
1990 年：西ラップランドのすべての精神科外来クリニックで	
API (Acute Psychosis Integration Project) [Apr. 1, 1992-Dec. 31, 1993]	【観察研究】ユヴァスキュラ大学、トゥルク大学
1994 年「オープンダイアローグ」の名前を冠した	
ODAP (Open Dialogue Approach in Acute Psychosis) [Jan. 1, 1994-Mar. 31, 1997]	【観察研究】ケロプダス病院（西ラップランド医療区）
2001 年：オープンダイアローグの 7 つの原則定式化（Seikkula et al. 2001）	
ODAP(2) [Feb. 1, 2003-Dec. 12, 2005]	【観察研究】ケロプダス病院（西ラップランド医療区）
Adapting Open Dialogue Project [2012-]	【フィージビリティ／フィデリティスタディ】
Open Dialogue longterm outcomes in naturalistic settings (ODLONG) research project [2015-]	【後向きコホート研究】ケロプダス病院、ユヴァスキュラ大学、オウル大学
ODDESSI プロジェクト [2017-2022] ※新型コロナウイルス感染症の影響により、2024 年まで延長予定	【多施設ランダム化試験】Steve Pilling (University College London), NELFT

オープンダイアローグの発展（石原 2018b 表を改変）

概　要	論文等
1982 年 : Birgitta Alakare ケロプダス病院赴任	
（治療ミーティングを中心とした治療実践）開始	
ケロプダス病院における治療実践の分析	Aaltonen et al. 2011
ファミリーセラピストのトレーニングコース開始	
機動的危機介入チームの編成開始（Seikkula et al. 2006）	
API は多施設比較観察研究として行われ、ケロプダス病院は、6 つの研究センターのうちの 1 つ。ケロプダス病院は、薬を控える 3 つのセンターのうちの 1 つとして指定された。	Seikkula et al. 2006
プロジェクト（ODAP）開始	
ケロプダス病院における first episode non-affective psychosis の全例を対象とし、5 年後の高い社会復帰率（学業・就業、76%）などが示された。	Seikkula et al. 2006
※ 7 つの原則は 1987 〜 1996 年にかけて順次確立。	
ODAP［1994-1997］と同様の結果が示された。	Seikkula et al. 2011
Douglas Ziedonis（マサチューセッツ大学→カリフォルニア大学サンディエゴ校）と Mary Olson（Institute for Dialogic Practice）を中心とした研究。「対話実践のキーエレメント」（Olson et al. 2014）を発表。	Olson et al. 2014, Gordon et al. 2016
20 年以上にわたるフォローアップ研究（インタビュー調査を含む）。API、ODAP の対象者の追跡調査	Bergström et al. 2017, Bergström et al. 2018
オープンダイアローグに関する初めての大規模なランダム化比較試験	

近年では、オープンダイアローグの「対話実践」に焦点を当てたフィデリティ（忠実性）項目の研究やガイドラインの作成（Olson et al. 2014; ODNJP 2018a）、ランダム化比較試験（ODDESSI プロジェクト[9]）などが行われている。また、各国でオープンダイアローグの実践を試みているチームや団体が参加する国際的な研究集会も開催されるようになってきた。2021 年 6 月にオンラインで開催された国際会議（3rd Meeting of the International Open Dialogue Research Collaboration）では、世界各国でオープンダイアローグの原則を取り入れた実践の導入が試みられていることが示された。また、2021 年 7 月には、欧米 11 か国の著者が執筆し、オープンダイアローグの歴史や各国での展開、研究の状況などについてまとめられた書籍（Putman & Martindale 2021）が出版されている。

3　日本でオープンダイアローグを阻む 3 つの障壁

前節で述べてきたように、フィンランドの医療提供制度はオープンダイアローグの開発を可能にするものだった。現在の日本の精神科医療のシステムの中で、7 つの原則に従ったオープンダイアローグを実現できるのかと聞かれれば、極めて困難であると答えざるを得ない。日本においてオープンダイアローグを実践することを阻むものとして、様々なものをあげることができるが、大きくまとめれば、次の 3 つの障壁をあげることができるだろう。

第一の障壁は、日本の医療保険体制である。フィンランドの医療提供制度と比較した場合の日本の医療提供体制の特徴は、まずキャッチメントエリア方式をとっていないということが挙げられる。また、自治体については、都道府県は医療法により医療提供体制の確保を図るための計画（医療計画）を策定することが義務付けられているが、基礎自治体（市区町村）が医療提供の義務を負っているわけではない。受診医療機関に関しては、基本的には患

9）University College London のプロジェクトページを参照。https://www.ucl.ac.uk/pals/research/clinical-educational-and-health-psychology/research-groups/oddessi（2021 年 5 月 20 日確認）このプロジェクトは 2017 年より 2022 年までの予定であったが、新型コロナウイルス感染症の影響により、2024 年まで延長されている。

者が好きな医療機関を利用することができる「フリーアクセス」方式がとられている。もう1つの大きな特徴は、保険診療において、薬や医療サービスの提供に関する値段を一律に定める診療報酬制度が採用されていることだろう。この制度は、国が薬の売価や医療サービスの料金を定めるため「公定価格」制度とも言われる（佐藤 2018）。

　こうした制度はいわゆる「皆保険制度」とも相まって、高度な医療サービスを比較的安く受けることを可能にするものとなっているが、この日本の医療提供システムは、オープンダイアローグ・アプローチの展開を阻むものにもなっている。オープンダイアローグ・アプローチは、キャッチメントエリアの全住民を対象に、統一的な理念に基づいて精神科医療のサービスを提供することを前提としている。また、各自治体が医療提供システムに対して責任と裁量権を持つ仕組みがない日本では、オープンダイアローグ・アプローチのように、従来の精神科医療とは大きく異なるケアシステムを構築することは不可能である。さらに、全国一律の診療報酬制度もオープンダイアローグを阻む。医療機関が診療報酬の点数がつかないような医療サービスを大々的に展開することは事実上不可能である。対象者を限定したうえで、赤字覚悟でそうした医療サービスを提供することはできるかもしれないし、また、自費診療を基本として高額な治療費を患者から徴収して行うということも考えられる。しかしどちらの仕方においても、そうしたサービスを必要とするすべての人にとってアクセス可能なものとはならない。

　第二の障壁は、精神科病院中心の日本の精神科医療体制である。精神病床数は近年漸減傾向にあるものの、未だに 30 万床を超え[10]、絶対数でも人口比でも世界的に突出した数・割合を示している。また日本の精神科医療に関する医療費は、入院に関する費用が 70％ を超えている[11]。日本は精神疾患により入院させられやすい環境にあると言える。精神科病院に入院してしまうと、外部との連絡を遮断される場合も多い。精神保健福祉法の規定により、精神科病院は、医療・保護に必要であると判断すれば、家族を含めた外部の

10）令和元年度精神保健福祉資料 630 調査による。https://www.ncnp.go.jp/nimh/seisaku/data/
11）厚生労働省平成 30 年度「国民医療費の概況」による。https://www.mhlw.go.jp/toukei/saikin/hw/k-iryohi/18/index.html.

人間の面会を拒否することができる（ただし、人権擁護に関わる行政機関の職員・（代理人の）弁護士は拒否することができない）。この面会制限は、任意入院であるか強制入院（措置入院・医療保護入院）であるかに関係なく行うことができる[12]。フィンランドの精神保健法でも、同様の面会制限は可能であるが、強制入院に限られるし、面会制限等の行動制限を行う場合には、事前に本人からヒアリングを行うことや、決定後に行動制限の理由と内容について文書で本人に説明を行う義務が課せられている（Ministry of Social Affairs and Health, Finland 1990）。日本では、訪問看護やクリニック・病院の外来で精神科医療のサービスを受けていたユーザー（患者）が精神科病院に入院してしまうとそれまでのサービスや、家族等の関係者から切り離された中で治療を受けることになる。最も深刻な状況にある当事者がこうした精神科病院に入院させられてしまう現状では、外来と入院を通じて同じチームが責任をもって治療にあたる「心理的継続性」の原則に従うことは難しい。

　第三の障壁は精神科における標準的な治療と治療思想である。この障壁は日本特有のものではなく、世界共通のものである。精神科の治療は薬物療法が中心であり、特に「統合失調症」に対する治療は、抗精神病薬の投与が標準治療となっている。統合失調症に関するガイドラインなどでは、急性期に対しては抗精神病薬の投薬が前提となっており、投薬を伴わない治療は考慮されていない（NICE 2014; 精神医学講座担当者会議 2008; 渡邉 2013）。精神科における診断は他科における診断と比較して困難であることは意識されているものの、診断はやはり治療方針を決める際に大きな意味を持っている。

4　日本で何ができるのか、何を目指すべきか

　ならば、日本で何を目指すべきなのか。何ができるのだろうか。日本でオープンダイアローグ・アプローチが展開されるシナリオは、以下の３つなの

---

12) 日本の強制入院を規定する精神保健福祉法及び医療観察法について、国連の障害者権利委員会は「障害者の自由及び身体の安全を実際の障害又は障害があると認められることに基づき制限する法律」と認定している。（第１回政府報告に関する障害者権利委員会からの事前質問（2019）https://www.mofa.go.jp/mofaj/gaiko/jinken/index_shogaisha.html）

ではないかと思う。第一のシナリオは、オープンダイアローグ・アプローチが精神科医療の世界的なスタンダードになるという可能性である。近い将来に実現することはあり得ないが、遠い将来の夢としては期待してもよいかもしれない。第二のシナリオは、医療提供システムに関する分権化が進み、医療提供主体がオープンダイアローグ・アプローチを選択することである。しかし現状において分権化の大きな動きはなく、想定しづらい。第三の可能性は、現在の日本の医療提供システムの枠組みの中でオープンダイアローグ・アプローチを展開するというものである。この第三のシナリオは最も実現の可能性が高いものであり、すでに日本でも始まっていると言えるが、危うさを孕むものでもある。

　オープンダイアローグの7つの原則のうち、即時援助、柔軟性と機動性、責任、心理的継続性は、サービス提供システムに関わる原則であると言えるが、日本の現在の医療システムにおいては、いずれも実現することが困難なものである。またオープンダイアローグの治療ミーティングには、2人以上のスタッフが常に参加することとなっているが、現在の診療報酬は、複数のセラピストが精神療法を行うことを想定していない。そうした中で最低限守るべきものは何だろうか。それに対する答えは一人ひとり異なるであろうが、ここでは、サービスユーザーの治療に責任をもつ治療チームの組織と、治療ミーティングの継続的な実施を挙げたい。現在の日本の医療システムの中で、サービスユーザーと複数のスタッフが必ず参加する治療ミーティングを柔軟に、必要なだけ開催するということは困難だが、基本的な治療方針に関しては、サービスユーザーを交えた場で決定することは可能なのではないかと思う。治療に責任を持つ治療チームを組織し、可能な限り多くの治療ミーティングを開き、治療方針の決定などに関する透明性を確保することに努めることは、どのような機関においても可能なのではないか。

　現状の診療報酬の中では、複数名精神科訪問看護・指導加算（医学通信社2020）などを工夫して利用していくことが、オープンダイアローグ的なケアを行う上で最も現実的かも知れない。訪問看護の指示を出す精神科医との密接な連携のもとで、精神科医を含めた治療チームを組織し、即時援助や柔軟性と機動性の範囲を広げていくという方向性が考えられるだろう。精神科病院

やクリニックにおいては、入院・通院・在宅精神療法を利用するということが考えられるが、医師が1人で行うことを想定したものであり、常時複数のスタッフが参加する治療ミーティングに利用することには、経営的な困難が生じる。治療ミーティングの回数を限定せざるを得ないが、どのタイミングで治療ミーティングを開くのかを工夫しつつ、透明性と継続性が担保される形を探ることになるだろうか。前節で確認したように、現在の日本の精神科医療においては、入院と通院の治療は制度的に切り離されてしまっている。そうした制度の下で、入院・外来を通して、治療チームが責任をもつためには、個別的な努力が必要となる。

　先にも述べたようにオープンダイアローグ的なケアを自由診療（自費診療）で提供するということも考えられるかもしれない。しかしそれは極めて高額なものになるだろう。西ラップランドにおけるオープンダイアローグの「ネットワークミーティング」のコストは、1回60分〜90分130-400ユーロ（約13,000円〜52,000円）とされている（WHO 2021: 29）（なお西ラップランドではユーザーの費用負担はない）。日本での保険診療によらないカウンセリングの料金の相場を考えると、日本でも似たようなコストになり、自費で賄える人たちはごく少数になる。何よりも、経済状況によってサービスを受けられる人とそうでない人の間に大きな分断をもたらすことになってしまう。自費診療でのサービス提供は、実験的なものとして試みるものであれば意義があるが、経済的に豊かな人に向けたオプションとして定着してしまうことは好ましくないだろう。

　『オープンダイアローグ　思想と哲学』第1章で述べたように、オープンダイアローグは、無差別・平等と無期限を特徴としている。精神的なクライシス状態にある人すべてに対して、同じアプローチが適用される。経済的な状況や精神的な状態の重篤さによってこのアプローチに基づく治療が提供されたりされなかったりすることはない。また、オープンダイアローグでは、「心理的継続性」が重視され、予め期限を切ることなく、その必要がなくなるまで、同じチームが治療・ケアを担当する。この無差別・平等、無期限が保証されないなかでオープンダイアローグの対話実践の一部が提供されることになると、そのサービス提供・不提供の選択が、格差を生み、精神科医療

の権力性を強めることになりかねない。たとえば、「対話可能な患者」が、「対話可能な状態」にある時のみに、対話的なケアを選択的・恣意的に提供するというような事態が生じるならば、対話的なケアは医療側の権力性を増大させるツールとして使われることになるだろう。

　現在の日本におけるオープンダイアローグの治療やケアの実践の導入は、部分的・限定的なものとならざるを得ない。そうした状況においては、オープンダイアローグの対話実践の形式のみが利用されたり、医療者・支援者の都合の良いときにのみ、対話実践が行われたりすることにより、オープンダイアローグを標榜する実践が既存の精神医療の抑圧的なシステムの中に組み込まれていく危険性もあるだろう。入退院や投薬、服薬などについて、予め定められた方向にサービスユーザー（患者）を誘導するために対話実践を利用するということは、オープンダイアローグの理念からは最も遠いものである。上述したように、日本の精神保健福祉法制や精神科病院の医療供給体制は、サービスユーザーの権利を十分守るものとはなっていない。日本の現在の精神科医療の体制の中でオープンダイアローグを導入しようとする際には、そうした危険性を常に意識しながら、現在の日本の状況のなかで、持続可能なサービスシステムの導入をはかり、現在地とオープンダイアローグの理念・原則との「距離」を常に図っていくという作業が不可欠なものとなるだろう。

5　ピアサポートとオープンダイアローグ

　本章の最後に、オープンダイアローグへのピアサポートの導入の動きについて触れておきたい。ピアサポートの導入はオープンダイアローグの日本での展開を考える際にも重要な要素となるものだろう。現在の精神科医療の世界的な潮流として、サービスユーザーが医療サービスの提供に関与するというものがある。

　西ラップランド医療区では、「経験専門家」（kokemusasiantuntija, expert by experience）と呼ばれるピアサポーターが活躍している（石原 2018a）。フィンランドでは、2001 年にタンペレの団体が初めて経験専門家のトレー

ニングを行い、現在ではフィンランドメンタルヘルス中央協会などがトレーニングを行っている（Meriluoto 2018）。

この「経験専門家」という言葉は、もともとイギリスで使われるようになったもののようである。イギリスでは、1999 年から医療全体に関して「患者専門家」(expert patient) プログラムというものが展開されている（Secretary of State for Health 1999）。このプログラムは患者教育を通じて医療費を削減しようとするもののようだが、こうした動きは、「経験」にもとづく「専門性」(cf. Faulkner 2000) を重視するものとしても捉えられてきた。「経験専門家」という表現には、従来の精神科医療の専門性に対する対抗的な意味も込められている（Pilgrim 2005）。精神科領域では、当初の「患者専門家」という言い方が、経験専門家に次第に置き換えられるようになってきたのではないかと思われる。

「経験専門家」の言葉が生まれたイギリスにおいては、ピアワーカーが参加するオープンダイアローグのアプローチが「ピアサポート・オープンダイアローグ」(peer-supported open dialogue, POD) と呼ばれ、そのトレーニングが進められている。POD のトレーニングコースは 2014 年に、1 年間、4 週間 (four residential weeks) の基礎的なトレーニングコースとして開始され（Hopfenbeck 2015, Razzaque & Stockmann 2016, Stockmann et al. 2019）、2017 年からは London South Bank University の大学院のコースとして提供されている[13]。この POD のコースの 1 つの特徴は、ピアワーカーと医療スタッフが共にピアサポートの訓練を受けることである。

ピアサポートの実践においてはピアワーカーの「生きた経験」にもとづく独自の専門性を尊重することが強調されている（Repper 2013）。医療スタッフが持つ専門性とは異なった専門性をもつピアワーカーが入ることによって、医療・支援のあり方そのものを変えていくことがピアワーカーの導入の目的の 1 つなのである。もちろんピアワーカーの経験は、個人の経験であり、その経験を一般化して、サービスユーザーに押し付けることは避けられる。経

---

13) http://apopendialogue.org/open-dialogue-course/（2021 年 4 月 18 日確認）なお POD の着想は、ノルウェーで 2005 年から行われていたオープンダイアローグのトレーニングから得ている（石原 2018b）。

験が多様であることを前提としつつ、経験者としての視点からサービスユーザーを支援し、医療の専門家に情報や視点を提供することがピアワーカーの役割である。

　日本でもピアサポートの導入が少しずつ進められているが、事業者の立場からピアサポートを「活用」するという視点がまだ強く、ピアサポートの導入が医療や支援における権力構造に変化をもたらすものであるという視点は弱い[14]。事業者の意向に沿った「ロールモデル」として、サービスユーザーが利用されてしまう危険性もあるだろう。ピアワーカーの導入にあたっては、ピアワーカーが持つ固有の専門性と個人としての尊厳が尊重されるとともに、ピアワーカーが職場で孤立したり不当に扱われたりすることのないように、外部からの支援やモニタリングが行われる必要がある。

　日本におけるピアサポートの導入は、現状では障害福祉サービスが中心であり、医療への制度的な導入はあまり進んではいない。急性期の精神病に対する早期対応のアプローチであるオープンダイアローグにピアサポートを組み込むという POD の試みは、日本の現状からみれば、非常に先進的なものである。POD は先に紹介した ODDESSI プロジェクトの重要な要素として組み込まれている。イギリスでは、ピアサポートを前面に押し出したオープンダイアローグが展開されようとしている。POD はオープンダイアローグ・アプローチが重視するポリフォニーの実現という点において、重要な視点を与えてくれるものであり、日本におけるオープンダイアローグの導入を考える際にもピアサポートの位置づけを検討していくべきだろう。

文　献

Aaltonen, J., Seikkula, J., & Lehtinen, K. (2011) The Comprehensive Open-Dialogue Approach in Western Lapland: I. The incidence of non-affective psychosis and prodromal states. *Psychosis-Psychological Social and Integrative Approaches*, 3(3): 179–191.

14）日本におけるピアサポートの導入の現状や議論状況については、一般社団法人障がい者福祉支援人材育成研究会 2015，社会福祉法人豊芯会 2020，障害者福祉サービス等報酬改定検討チーム 2020 などを参照。

Alakare, B. & Seikkula, J.（2021）The historical development of Open Dialogue in Western Lapland. In Putman & Martindale（Eds.）, pp. 35-51.

Alanen, Y. O., Lehtinen, K., Räkköläinen, V., & Aaltonen, J.（1991）Need-adapted treatment of new schizophrenic patients: Experiences and results of the Turku Project. *Acta Psychiatrica Scandinavica*, 83(5): 363-372.

Alanen, Y.（1997 [2018]）*Schizophrenia. Its origins and need-adapted treatment.* Translated by S.-L. Leinonen. London: Routledge.

APA（1987）*Diagnostic and Statistical Manual of Mental Disorders（DSM-III-R）*（Third, Revised ed.）. Washington, D. C.: American Psychiatric Association.

Bergström, T., Alakare, B., Aaltonen, J., Maki, P., Köngäs-Saviaro, P., Taskila, J. J., & Seikkula, J.（2017）The long-term use of psychiatric services within the Open Dialogue treatment system after first-episode psychosis. *Psychosis-Psychological Social and Integrative Approaches*, 9(4): 310-321.

Bergström, T., Seikkula, J., Alakare, B., Maki, P., Köngäs-Saviaro, P., Taskila, J. J., ... & Aaltonen, J.（2018）The family-oriented open dialogue approach in the treatment of first-episode psychosis: Nineteen-year outcomes. *Psychiatry Research*, 270: 168-175.

Cullberg, J., Mattsson, M., Levander, S., Holmqvist, R., Tomsmark, L., Elingfors, C., & Wieselgren, I. M.（2006）Treatment costs and clinical outcome for first episode schizophrenia patients: a 3-year follow-up of the Swedish 'Parachute Project' and Two Comparison Groups. *Acta Psychiatrica Scandinavica*, 114(4): 274-281.

Faulkner, A.（2000）Strategies for Living: A report of user-led research into people's strategies for living with mental distress. *Updates（The Mental Health Foundation）*: 2(3).

Gordon, C., Gidugu, V., Rogers, E. S., DeRonck, J., & Ziedonis, D.（2016）Adapting Open Dialogue for Early-Onset Psychosis Into the U.S. Health Care Environment: A Feasibility Study. *Psychiatry in Advance*, 67(11): 1166-1168.

Hopfenbeck, M.（2015）Peer-supported Open Dialogue. *Context*, 138: 29-31.

医学通信社（編）（2020）『診療点数早見表』2020 年 4 月版

石原孝二（2018a）「オープンダイアローグと当事者：フィンランドの精神保健政策とオープンダイアローグ」『精神科治療学』33(3): 331-335.

石原孝二（2018b）「ピアサポート・オープンダイアローグ：オープンダイアロ

ーグの研究動向：Razzaque R., & Stockmann T.（2016）An introduction to peer-supported open dialogue in mental healthcare. BJPsych Advances 22-5: 348-356」『臨床心理学』18(4): 493-498.

石原孝二（2019）「診断から対話へ：ニード適合型治療からオープンダイアローグへの転換点」『臨床心理学』19(5): 546-550.

一般社団法人障がい者福祉支援人材育成研究会（2015）『精神障がい者ピアサポート専門員養成のためのテクストガイド　第3版』

Lehtinen, K.（1993）Need-adapted treatment of schizophrenia - A 5 year follow-up study from the Turku project. *Acta Psychiatrica Scandinavica*, 87(2): 96-101.

Lehtinen, V.（1987）The development of mental-health services in Finland. *International Journal of Mental Health*, 16 (1-2): 58-68.

Lehtinen, V., Aaltonen, J., Koffert, T., Räkköläinen, V., Syvälahti, E., & Vuorio, K.（1996）Integrated treatment model for first-contact patients with a schizophrenia-type psychosis: The Finnish API project. *Nordic Journal of Psychiatry*, 50(4): 281-287.

Lehtinen, V., Aaltonen, J., Koffert, T., Räkköläinen, V., & Syvälahti, E.（2000）Two-year outcome in first-episode psychosis treated according to an integrated model. Is immediate neuroleptisation always needed? *European Psychiatry*, 15(5): 312-320.

Lehtinen, V., & Taipale, V.（2001）Integrating mental health services: the Finnish experience. *International journal of integrated care*, 1: 1-7.

Meriluoto, T.（2018）*Making Experts-by-experience: Governmental Ethnography of Participatory Initiatives in Finnish Social Welfare Organisations（Dissertation）*, University of Jyväskylä.

Ministry of Social Affairs and Health, Finland（1990）Mental Health Act（No. 1116/1990）. Retrieved from https://finlex.fi/en/laki/kaannokset/1990/en19901116_20101338.pdf

NICE（2014）Psychosis and schizophrenia in adults: prevention and management: Clinical guideline. Retrieved from https://www.nice.org.uk/guidance/cg178.

ODNJP（2018a）オープンダイアローグ・ネットワーク・ジャパン「オープンダイアローグ対話実践のガイドライン」（https://www.opendialogue.jp）

ODNJP（2018b）オープンダイアローグ・ネットワーク・ジャパン会報 No.2.

（https://www.opendialogue.jp）

Olson, M., Seikkula, J., & Ziedonis, D.（2014）The key elements of dialogic practice in Open Dialogue. 2014. Version 1.1.（「オープンダイアローグにおける対話実践の基本要素」、山森裕毅・篠塚友香子訳、2015 年）Retrieved from https://medschool.ucsd.edu/som/psychiatry/research/open-dialogue/Pages/default.aspx

Patana, P.（2014）*Mental Health Analysis Profiles（MhAPs）: Finland*: OECD Publishing.

Pilgrim, D.（2005）Protest and Co-option: The voice of mental health service users. In A. Bell & P. Lindley（Eds.）, *Beyond the Water Towers: The unfinished revolution in mental health services 1985-2005*（pp. 17-26）: The Sansbury Center for Mental Health.

Putman, N., & Martindale, B.（Eds.）（2021）*Open Dialogue for Psychosis: Organising Mental Health Services to Prioritise Dialogue, Relationship and Meaning*. London & New York: Routledge.

Pylkkänen, K.（2012）Finnish psychiatry-Past and present. *Nordic Journal of Psychiatry*, 66: 14-24.

Razzaque, R., & Stockmann, T.（2016）An introduction to peer-supported open dialogue in mental healthcare. *BJPsych Advances*, 22: 348-356.

Repper, J.（2013）*Peer Support Workers: a practical guide to implementation*: Center for Mental Health and Mental Health Network, NHS Confederation.

佐藤敏信（2018）『THE 中医協：その変遷を踏まえ健康保険制度の「今」を探る』薬事日報社

Secretary of state for Health（1999）*Saving Lives: Our Healthier Nation*. London: The Stationery Office. Retrieved from https://assets.publishing.service.gov.uk/government/uploads/system/uploads/attachment_data/file/265576/4386.pdf

Seikkula, J., Alakare, B., & Aaltonen, J.（2001）Open dialogue in psychosis I: An introduction and case illustration. *Journal of Constructivist Psychology*, 14（4）: 247-265.

Seikkula, J., & Olson, M. E.（2003）The open dialogue approach to acute psychosis: Its poetics and micropolitics. *Family Process*, 42（3）: 403-418.

Seikkula, J., Aaltonen, J., Alakare, B., Haarakangas, K., Keränen, J., & Lehtinen, K.（2006）. Five-year experience of first-episode nonaffective psychosis in open-dialogue approach: Treatment principles, follow-up outcomes, and two case studies. *Psychotherapy Research*, 16(2): 214–228.

Seikkula, J., Alakare, B., & Aaltonen, J.（2011）The Comprehensive Open-Dialogue Approach in Western Lapland: II. Long-term stability of acute psychosis outcomes in advanced community care. *Psychosis*, 3(3): 192–204.

精神医学講座担当者会議監修、佐藤光源・丹羽真一・井上新平編（2008）『統合失調症治療ガイドライン　第2版』医学書院.

Stockmann, T., Wood, L., Enache, G., Withers, F., Lauren, G., & Razzaque, R.（2019）Peer-supported Open Dialogue: a thematic analysis of trainee perspectives on the approach and training. *Journal of Mental Health*, 28(3): 312–318.

社会福祉法人豊芯会（2020）「ピアサポートの活用を推進するための事業者向けガイドライン」（令和元年度厚生労働省障害者総合福祉推進事業「障害福祉サービスの種別ごとのピアサポートを担う人材の活用のための調査研究」結果報告書）

障害福祉サービス等報酬改定検討チーム（2020）「ピアサポートの専門性の評価について（横断的事項）」《論点等》（https://www.mhlw.go.jp/content/12401000/000689218.pdf）

Tuori, T., Lehtinen, V., Hakkarainen, A., Jääskeläinen, J., Kokkola, A., Ojanen, M., Pylkkänen, K., Salokangas, R., Solantaus, J., & Alanen, Y.（1998）The Finnish National Schizophrenia Project 1981–1987: 10-year evaluation of its results. *Acta Psychiatrica Scandinavica*, 97(1): 10–17.

Tynkkynen, L. K., Chydenius, M., Saloranta, A., & Keskimäki, I.（2016）Expanding choice of primary care in Finland: much debate but little change so far. *Health Policy*, 120(3): 227–234.

渡邉博幸（2013）「病期ごとの治療の進め方」、日本統合失調症学会監修、福田正人・糸川昌成・村井俊哉・笠井清登編『統合失調症』医学書院、478–486頁

WHO（1977）*Manual of the international statistical classification of diseases, injuries, and causes of death : based on the recommendations of the Ninth Revision Conference, 1975, and adopted by the Twenty-ninth World Health Assembly*（1975 revision ed.）. Geneva: World Health Organization.

WHO（2021）Guidance on community mental health services: Promoting person-centred and rights-based approaches. Retrieved from https://www.who.int/publications/i/item/9789240025707

Wusinich, C., Lindy, D. C., Russell, D., Pessin, N., & Friesen, P. (2020) Experiences of Parachute NYC: An Integration of Open Dialogue and Intentional Peer Support. *Community Mental Health Journal*, 08 February 2020.

コラム1　フィンランドの風土と
　　　　　　オープンダイアローグ

森下圭子

　世界各国からフィンランドへ、オープンダイアローグの視察や研修にやって来る。私は時に日本からの参加者の通訳として同席するのだけれど、必ずのように話題になるのが、日本とフィンランドの事情の違いだ。

　福祉のありかた、医療制度、精神疾患と雇用、職業意識や職場の力関係など。確かに統計を見てみても、貧富の差や男女格差の少なさにおいては世界トップクラスだし、基本的人権の尊重や貧困への対策は世界一だ。またオープンダイアローグの実践においても、人と人の関係がとてもフラットなのが印象的である。

　ただ、これらは元からそうだったのではない。フィンランドが選択してきたことであり、人々が意識して実現させたことなのだ。

1　冬戦争の精神と、戦後の復興

　フィンランドには「仲間は見捨てない」という有名な合言葉がある。これは今も、たとえば福祉を語る際によく使われる。また日常的に使われるフレーズでもある。文化評論家のP・V・バーグは、この合言葉は冬戦争（1939年11月末に勃発したフィンランドとソヴィエト連邦による3か月にわたる厳寒での短く激しい戦い）を背景に生まれ、フィンランド社会に影響を及ぼしたという。冬戦争をめぐっては、のちに映画や小説になり、先述の通り、合言葉は、今もなお好んで使われている。バーグは「仲間は見捨てない」を、フィンランドの歴史でもっとも伝説的な概念と断言する。

　敗戦で終戦を迎えたフィンランドは多額の賠償を負うことになるが、これが大

きな転機となる。戦後、経済は急成長し、多額の賠償も、ヘルシンキオリンピックが開催された 1952 年には完済した。以降、手にした経済力を元に、フィンランドは福祉を充実させる社会づくりへと向かう。仲間は見捨てないのだ。

2　気が付けば世界一幸せな国に

これまでフィンランドで関わってきた視察や取材を通して見えてくるのは、「仲間は見捨てない」がしっかり根付いていること。都市計画では、特定の人が集中するスラム街化の回避を考える。教育では家庭環境や成長の差にかかわらず、いかにすべての子に等しく教育の機会を与えられるか常に工夫する。必要に応じて、少人数の授業、自分の気持ちとうまく付き合う練習など、子どもたちは、自分のクラスを時々抜け出しながら、それぞれの必要に応じたサポートを受けて成長する。

メンタルヘルスについては、今や保育園の時から一緒に考える。小さな頃から助けを求めることを学ぶだけでなく、助けが必要な人に気づくことも学ぶ。

人は一人ひとり違う。その個性の尊重はフィンランドでよく感じるし、教育現場でも大切にされている。小学 1 年の国語の授業を参観したときのこと。同じ本を読んだあと、ある児童は本のポスターを描き、かと思えば隣の子は主人公へ手紙を書き始めた。その他にも本の表紙をデザインする、友達に推薦文を書く、ある場面を立体で工作するなど、それぞれのやりかたで読解を深める。読書の理解は何もテストや感想文だけである必要はないし、人によって物語をどう消化するかは違っていい。

個性は大人になってからも尊重される。作業療法、お料理教室、ワークショップ、手仕事の講座など、上手に作ることよりも、自分らしさが良しとされ、人々もそれに喜びを見出す。教えるほうも手取り足取り教えるのでなく、分からないと質問されたときに手助けする。

個が尊重される社会で、自分の裁量や判断で仕事をする。でも仲間は見捨てない。自分の個性の尊さと同時に、他者も尊重すること。ランセット誌で発表された人的資本において、フィンランドは世界 1 位となった（Lim et al. 2018）。これは個性が活かされているからではないだろうか。

2018 年に発表された世界幸福度ランキング（World Happiness Report）でフィンランドは世界一になった（Helliwell et al. 2018、2021 年現在、4 年連続で 1 位）。幸福度は何を基準にしているのか。GDP、社会的支援、人生の選択の自由度、健康寿命、寛容さ、腐敗の認識、今回は移民が感じる幸福度も追加された。幸福度ランキングで世界一になったときに、フィンランドの人たちの反応は意外と冷めていたし、まさかフィンランドが 1 位だなんてという声もあったけれども、フィンランドが大切にしてきていることは、幸福度の基準に通じるところが多いように思われる。

3　ヨーロッパの日本、フィンランド

　フィンランドと日本はよく似ているという。性質というか人の感じがどこか似ているし、デザインなど、美意識も近いよねという。フィンランドの人に言わせれば「自分たちも日本人も働き者」だし（とはいえフィンランドの人たちは大人でも夏休みが 1 か月あるし、金曜日の午後 4 時には職場はがらんどうだ）、自然を愛していることも似ている。とくに敗戦からの戦後の経済成長が非常に似ていることから、「フィンランドはヨーロッパの日本」と呼ばれ、フィンランドの人たちも自分たちをそう呼んできた。

　実は国土の大きさも日本が少し大きいくらい、さらにフィンランドといえば森のイメージがあるけれど、国土における森林率もフィンランドが少し大きいくらいで、どちらの国も 7 割ほどを森林が占めている。

　私じしん、フィンランドの人も日本の人も、シャイで控えめな人が多いと感じている。会議などでガンガン意見を言える人はそれほどいない。社交の場でもおとなしく、スモールトークが苦手。時間を守り、おもてなしを大切にする。シャイだけれど、風呂やサウナの裸の付き合いに抵抗がない。それから、玄関で靴を脱ぐなんてところまで似ている。

　ところが国土の大きさがそれほど違わないフィンランドの人口は約 550 万人で、人口密度にすると 1 平方キロメートルあたりフィンランドは 18.0 人、ちなみに日本は 347.0 人だ。この規模で他国と競争していくとなると、何が重視されるか予想できるのではないだろうか。

とくにフィンランドは北緯60度以北にほとんどの人口が集中する過酷な気候で暮らしている。酪農の条件として恵まれていないのは想像に易い。今では欧州各国の野菜が輸入され、真冬でも色鮮やかな野菜がスーパーに並ぶようになったけれど、90年代のフィンランドで冬、スーパーに並ぶ野菜といえば玉ねぎ、人参、ジャガイモくらいだった。

　過酷な気候と限られた人材。人の発想力を商品にできたら、人材も一人ひとりが能力を最大限に発揮してくれれば。そんな国の目指すところと、社会の価値観、さらに個々の生き方が、うまい具合にリンクし合っているではないか。

4　森の民と個性

　さて、フィンランドの森林率は7割ほどで日本と同じくらいといいながら、活用のされ方は全く違うといっていい。フィンランドには「自然享受権」があり、誰の所有であれ、人は自由に森を行き来していいのだ。さらに、毎年繰り返しなるもの、たとえばベリーやきのこなどは、自由に採っていい。

　フィンランド人は自分たちを「森の民」と呼び、もともとは森に守られるように家を建て、生きてきた。

　人口が都市に集中するようになった戦後、人々は森から離れたところを日々の暮らしの場にしたが、時期を同じくして人々は森の中の湖畔にサマーハウスを建てるようになった。自分たちのルーツはそこにあるからだ。今もなお、長い夏休みは、ゆっくりと大自然に囲まれたサマーハウスで質素な暮らしを楽しむ。自然と共にあることが、最高に幸せなのだという。

　生活用水は湖から汲んできて、口にする水のために井戸へ行き、薪を割って火をおこし調理する。釣りをするのも食糧を確保するためだ。森で摘んだ野草やベリーが食卓に並ぶ。その日の天候、その日の収穫で工夫する毎日。自分の時間にゆっくり森を歩いたり、日がな一日湖畔で本を読むこともある。誰かと森を歩けば、それぞれの関心が違うことに気づく。小さな子の目線から見えてくるもの、苔、草木、鳥の声、気になるものはまちまちだ。分からないことがあれば、小屋に戻って図鑑で調べる。知らないことを見つけ新しいことを学ぶ楽しさを、お互いに分かち合う楽しさもある。

個性はこんな風に、物心ついたころから芽を出す。疑問を抱き自分で調べる姿勢はさらに学校教育の時代に研ぎ澄まされ、大人になっても好奇心は旺盛で、仕事においても趣味の場でも、学びが続く。生涯学習率が高いのもフィンランドの特徴のひとつだ。

5　フィンランドの風土とオープンダイアローグ

　教育や福祉など、世界の注目を集めるフィンランドの取り組み。ところが秘訣を探ろうとすると、実際には特別なことをしていないことの方が多い。

　オープンダイアローグも然り。具体的方法を問うても、オープンダイアローグを実践しているスタッフたちの答えは「オープンダイアローグはメソッドではない」だ。奇を衒っていないので、ぱっと見には、誰にでもできそうな近しさがある一方、具体的な方法やマニュアルがないのは、特に日本の人には難しいのではないだろうか。もともと自分たちで考えてやりなさいという環境には慣れていないのだから。

　オープンダイアローグが誕生したケロプダス病院での黎明期について、B・アラカレ元院長（1982 年に精神科医として赴任、1995 年から院長）は「私じしん、スペースが必要だったのです」と振り返った。自分一人で接していると、ちゃんと聞いているつもりでも、どこかで「なんて答えようか」と言葉を探し、聞くことに専念できていないと痛感していた。何とか目の前の人の言葉に集中できる環境が確保できないか。さらにスタッフが 2 人いれば、自分に何の言葉も浮かんでこなかったとき、それを素直に伝え、もう一人の話を聞きながらクライアントを別の視点から考えることも可能になる。スペースとは、なんとフィンランド的だろう。

　過酷な気候条件の下でしなやかに生きながら、大自然と共に生きることを楽しむ柔軟性を持ち、個性を育み個性を尊重する生き方。さらに「仲間を見捨てない」というフィンランドの精神。

　フィンランドの歴史的背景やフィンランドの人たちの価値観、フィンランドらしさをイメージしながら、オープンダイアローグや 7 原則について考えてみるのも面白いのではないだろうか。

文 献

Helliwell, J., Layard, R., & Sachs, J. (2018) *World Happiness Report 2018*. Sustainable Development Solutions Network.

Lim, S. S., Updike, R. L., Kaldjian, A. S., Barber, R. M., Cowling, K., York, H., Friedman, J., et al. (2018) Measuring Human Capital: A Systematic Analysis of 195 Countries and Territories, 1990-2016. *Lancet* 392(10154): 1217-1234.

※バーグ（2006年）、アラカレ（2018年）の発言は著者によるインタビューに基づく。人口密度については World Population Prospect（2020）による。
※入稿日 2019 年 1 月 31 日。一部統計の数字は最新のものに変更。

コラム2　障害者運動と
　　　　　　オープンダイアローグ

　"Nothing about us without us"（日本語：私たち抜きに私たちのことを決めるな、ラテン語：Nihil de nobis, sine nobis）というスローガンは、いかなる政治的な決定も、その決定に影響をこうむる人々が完全かつ直接的に参加しない限り、代表者の一存でなされるべきではないという主張である。このスローガンのルーツは古く、中央ヨーロッパの民主的な政治的伝統に由来しており、1505年、最初に国家の統治権を君主から国会に移したポーランドの「ニヒル・ノビ法」にも大きな影響を与えた。

　その英訳は1990年代になって障害者運動の中で使われるようになった。1998年に "Nothing about us without us" というタイトルの本を執筆したアメリカの障害者運動家ジェームズ・チャールトン（James Charlton）によれば、南アフリカの障害者運動家マイケル・マスサ（Michael Masutha）とウィリアム・ロウランド（William Rowland）が、初期の国際的な障害者の権利に関する会議で、無名の東ヨーロッパの活動家の言葉として紹介していたのが最初かもしれないという。同じ1998年に、アメリカの生物学者で、HealthWrights という国際保健に関わる NGO の代表を務めるデイヴィッド・ワーナー（David Werner）も同名の本を出版しており、このスローガンの知名度はさらに高まった。

　"Nothing about us without us" は、障害者権利条約（Convention on the Rights of Persons with Disabilities：CRPD）策定の過程においても、障害のある人々の共通の思いを示すものとしてしばしば使用された。これは、一般社会から隔離され、保護される、無力な存在として、自分の人生を自らが選択、決定することが許されなかった障害者共通の経験を背景としている。

障害者運動の核にあるこの民主的な理念は、オープンダイアローグの理念や哲学とも共鳴している。事実、1984年8月27日に、オープンダイアローグ発祥の地であるケロプダス病院で「クライアントのことについて、スタッフだけで話すのをやめる」というシンプルな取り決めがなされたところから、この核心的な実践は始まっているという（ODNJP 2018）。また、アメリカの精神障害者運動のリーダーのひとりであり、自らも統合失調症体験を持つ精神科医ダニエル・フィッシャー（Daniel Fisher）[1]も、「このアプローチは、フィンランドでは専門職者によって開発され、実践されてきましたが、ここ合衆国においては、recoveryという生きられた経験（lived experience）をもつピアたちがとても大きな関心をもっています」と述べており（Fisher 2012）、アメリカでは"recovery movement"と呼ばれる精神障害者運動やピアサポートの文脈でオープンダイアローグが受容されてきたことを伺い知ることができる。

　本稿では、アメリカの精神障害者運動におけるオープンダイアローグ受容のされ方に注目することで、障害者運動とオープンダイアローグの関係を素描することを試みる。

1　recovery movement──アメリカの精神障害者運動

　まず、アメリカの精神障害者たちが進めた"recovery movement"と呼ばれる運動を簡単に説明することから始めよう。

　かつてアメリカの精神医学においてrecoveryという概念は、病的なエピソードの終結を指すために使用されてきた。他方、症状や問題行動の終結といった医学的に矮小化された概念ではなく、より普遍的な哲学、あるいはモデルとしてのrecovery概念は、主に統合失調症圏ではなく、12ステッププログラムを実践する依存症自助グループ中で重視されていた。

　精神障害へのrecovery概念の適用は比較的最近のことである。そのきっかけは、1980年代後半から1990年代初頭にかけて起きた、アメリカの消費者／サバイバー／元患者外出運動や、草の根的な自助グループおよび権利擁護運動だった（Deegan 1988）。

　同時期、統合失調症をもつ当事者の手記が数多く公開され、当事者の語りの質

的分析を行った Ridgway（2001）や Jacobson（2001）の研究、測定可能なリカ
バリーの定義の構築や尺度の作成を試みた Noordsy ら（2002）や Corrigan ら
（1999）の研究、当事者の語りをもとにリカバリーの理論モデルの構築を試みた
Ralph ら（2004）や Young ら（1999）の研究、こうした当事者の語りをもとに
したリカバリーの先行研究を統合し、共通する要因を CHIME（Connectedness、
Hope、Identity、Meaning、Empowerment の頭文字）としてまとめた Leamy
ら（2011）の研究などによって研究領域の中でも取り扱われ始めてきた。

　また、世界保健機関（WHO）による大規模な国際比較研究を含む、統合失調
症の長期転帰研究が 1970 年代から 1990 年代にかけて世界中で行われ、予想より
も高い頻度で回復するということが明らかになったことも、こうした運動の追い
風となった。

　こうした recovery 概念には多様な解釈があるものの、結果ではなくプロセス
を示し、その焦点は「人生の新しい意味と目的」の創造（1993）にあるという点
は共通している。recovery は、ここ 1990 年代後半以降に生じたメンタルヘルス
領域におけるパラダイム転換を象徴する概念と言われている（Ralph & Corrigan
2004）。

　recovery movement を当事者として先導してきたダニエル・フィッシャー
（Daniel Fisher）は、「権限（power）」「人間観」「関心の性格」「問題解決の性格」
「未来」という五つの観点から、既存の精神医療、リカバリーアプローチ、オー
プンダイアローグの三つを比較し、リカバリーアプローチとオープンダイアロー
グの近接性を指摘している（Fisher 2012, Table）。彼によれば、既存の精神医療
が症状の原因を化学物質の不均衡に還元したうえで、当事者の固有性を奪ってラ
ベルを貼ったうえで無力化し、専門家による権限（状況定義と決定）の独占に陥
っているのに対して、リカバリーアプローチやオープンダイアローグは、症状を
逆境に対する自己対処や成長の機会ととらえ、固有名をもった当事者の政治的ア
イデンティティーを尊重し、状況定義と決定を民主化しているという違いがある。

　重要なのはフィッシャーが、当事者体験をもつ人びとがもっともひきつけられ
るのは、治療的な側面よりは、「オープンダイアローグ」の基礎にある哲学だと
強調している点である。よく、オープンダイアローグの治療効果のエビデンスが
議論されることがあり、それはある側面で重要な論点ではあるものの、当事者運

動の文脈においては、仮に治療効果がなかったとしても、オープンダイアローグやリカバリーアプローチには、上記の意味で当事者が主権を取り戻すという普遍的な価値が置かれているという点は重要である。治療効果は、効果を測る物差しに依存する。そして任意の物差しは、特定の価値に依存する。治療効果のエビデンスに対する価値の優先性を見逃してはならない。

2 対話と制度化

　フィッシャーによれば、オープンダイアローグとリカバリーアプローチをつなぐキーワードの一つは「対話」であるという。彼によれば、フィンランドの専門職者がオープンダイアローグを展開していた時期に、アメリカではピアたちが対話的アプローチを使い始め、お互いの世界観を理解するのが難しいグループ間でのコミュニケーションを改善しようとしていた。

　フィッシャーによると対話の本質は、「新しい考えが自由に、相互的に、創造的に生成するように、人びとの間にスペースを創り出すこと」だという。フィッシャー自身による以下のナラティブは、対話的アプローチが当事者にとってどのような意味を持つのかを雄弁に物語っている。

　　私はかつて、愛情関係がうまくいかず、研究がやる気をそぐようなものであったことで、トラウマを再体験していましたが、そのとき、完全なひとり言にひきこもりました。ベトナムをめぐる私たちの戦争、行動に対する機械的な記述、そういった世界に絶望し、話すことをまったく止めてしまいました。私は、「ベセズダ海軍病院」（Bethesda Naval Hospital）に入院させられ、1ヶ月間、言葉を発しませんでした。私は話すことを拒んでいましたが、そういったことに薬は効きませんでした。実際、薬は、私をさらに深くひきこもらせることになりました。

　　私が、唯一、ひとり言から安心して抜け出せたのは、チームのなかでもっとも下に位置づけられていたある衛生下士官と私とが、私たち独自の非言語的な言葉を創り出すときでした。私たちは、私たちの間に対話的なスペースを創り出していたのです。それは、ピーター・ロバー博士（Rober, 2005）

によって「いのちが入ることのできるスペース」として描かれてきたものです。私たちのピア運動は、このようなスペースを、リカバリーのための権利主張・実現運動（アドボカシー）を通して全国規模で創り出してきたのだと、私は思っています。

　私たちみんなの当事者体験が私たちに教えてくれたのは、リカバリーの本質は、コミュニティーにおいて自由で満足のいく人生をおくることができることなのだということです。そして、そのような人生というのは、私たちが自分の運命の従属者ではなく、その創造者であるような人生なのだということです。このアプローチは、対話的リカバリーのスペースを創り出し、私たちの生活に私たちのいのちがたっぷりと流れ込むようにするものだということができるでしょう。

しかし、自立生活運動のような当事者運動がそうであるように（熊谷編 2018）、リカバリーアプローチやオープンダイアローグもまた、多くの人々に受容されるにしたがって、制度化の波に飲み込まれつつある。再び、フィッシャー（Fisher 2007）を引く。

　近頃、当事者の間で、精神保健システムにおける基本的な変革として提案したいことをめぐって活発な議論がおこなわれています。私たちのなかには、次のようなことを提案する人たちがいました。他の障害をもつ人たちの自立生活センターのような、サポートや権利主張・実現（アドボカシー）をおこなう当事者運営のグループに対してすべての州とすべてのコミュニティーがしっかりとした資金提供をおこなうよう法律を作るべきである、という提案です。私は最初そういった考えを気に入っていましたが、やがて、心配するようになりました。精神保健システムが狭く医療的なものであり続ける限り、そういったセンター は片隅に追いやられるか（marginalized）、あるいは、取り込まれてしまうのではないかと。

彼は、制度化やシステム化によって、対話にとって必要なあらかじめ構造化されていない余白の領域が失われることに警鐘を鳴らしている。また、多くの当事

者が、専門家が好むような、単一のモデルに忠実であることを主張するプログラムに深い不信感をもってきたと指摘し、プログラムに基づいたアプローチではなく、原理に基づいたアプローチのほうが、主体性を発揮できるようになり、エンパワメントを体験できるとも述べている。

　誤った制度化の一例として彼が挙げているのが、ピアサポートスペシャリストの制度化である点も興味深い。制度がピアサポートを一つのサービスとして受け入れる過程で、ピアサポートやリカバリーという概念に深刻な変化が加えられたというのである。

　一つ目の変化は、リカバリーが、病識の獲得から始まる一連の制度化されたステップへと分解されてしまい、その結果、医学モデルは強化され、リカバリーが寛解という語の言い換えにすぎなくなったというものである。そして二つ目の変化として、ピアスペシャリストが償還の対象となるために「資格をもつ精神保健専門職者」によるスーパービジョンが義務化され、ピアサポートやリカバリーを理解していない伝統的なトレーニングを受けた臨床家たちがそれを行っているために、ピアたちを位の低い臨床家へと押しやっている点である。

3　当事者主導型オープンダイアローグに向けて

　フィッシャーは、当事者によって設計され、実行される、当事者主導のシステムが何よりも重要であると説き、STEP という頭文字で始まる四領域における当事者主導が不可欠であると指摘している。

> S：サービスとサポート（Service and support）は当事者主導である必要がある。
> T：トレーニング（Training）は当事者主導である必要がある。
> E：評価と調査研究（Evaluation and research）は当事者主導である必要がある。
> P：政策と計画（Policy and planning）は当事者主導である必要がある。

　今後のオープンダイアローグの展開を見極めていく上で、それが当事者主導型

になっているかどうかは、重要なポイントといえよう。

注

1）National Empowerment Center（NEC）の共同創設者。NEC は、精神障害のエンパワメントの理念に基づく精神障害の recovery モデルを推進するアメリカの権利擁護・ピアサポート組織で、当事者によって運営されている。

文　献

Anthony W.（1993）Recovery From Mental Illness: The Guiding Vision of Mental Health Services System in the 1990's. *Psycosocial Rehabilitation Journal* 16(4): 11-23.（ウイリアム・A・アンソニー（1998）「精神疾患からの回復――1990 年代の精神保健サービスシステムを導く視点」濱田龍之介訳、『精神障害とリハビリテーション』第 2 巻第 2 号、65-74 頁）

Corrigan, P. W., Giffort, D., Rashid, F., Leary, M. & Okeke, I.（1999）Recovery as a Psychological Construct. *Community Mental Health Journal* 35(3): 231-239.

Deegan P. E.（1988）Recovery: The Lived Experience of Rehabilitation. Psycosocial Rehabilitation Journal 11(4): 11-19.

Fisher, D.（2007）. How Consumers Step Up to Design a Truly Recovery-Based Mental Health System. *National Council Magazine* 3: 30-31.

Fisher, D.（2012）Dialogical Recovery from Monological Medicine. National Empowerment Center. https://power2u.org/dialogical-recovery-from-monological-medicine/（D・フィッシャー「会話独占的医療から対話的リカバリーへ」松田博幸訳、https://power2u.org/wp-content/uploads/2017/01/Dialogical_Recovery-Japanese-1.pdf）

Jacobson, N.（2001）Experiencing Recovery: A Dimensional Analysis of Recovery Narratives. *Psychiatric Rehabilitation Journal* 24(3): 248-257.

熊谷晋一郎編（2018）『当事者研究と専門知』金剛出版

Leamy, M., Bird, V., Le Boutillier, C., Williams, J., & Slade, M.（2011）Conceptual Framework for Personal Recovery in Mental Health: Systematic Review and Narrative Synthesis. *British Journal of Psychiatry* 199: 445-452.

Noordsy, D., Torrey, W., Mueser, K., Mead, S., O'Keefe, C., & Fox, L. (2002) Recovery from Severe Mental Illness: An Interpersonal and Functional Outcome Definition. *International Review of Psychiatry* 14: 318-326.

ODNJP（オープンダイアローグ・ネットワーク・ジャパン）(2018)「オープンダイアローグ対話実践のガイドライン」、https://www.opendialogue.jp/対話実践のガイドライン/

Ralph, R. O., & Corrigan, P. W. (2004) *Recovery in Mental Illness*. American Psychological Association.

Ridgway, P. (2001) Restorying Psychiatric Disability: Learning from First Person Recovery Narratives. *Psychiatric Rehabilitation Journal* 24(4): 335-343.

Rober, P. (2005) Family Therapy as a Dialogue of Living Persons. *Journal of Marital and Family Therapy* 31: 385-397.

Young, S. L., & Ensing, D. S. (1999) Exploring Recovery from the Perspective of People with Psychiatric Disabilities. *Psychiatric Rehabilitation Journal* 22(3): 219-231.

II　オープンダイアローグと
精神科医療・臨床心理

2　オープンダイアローグは
日本の精神医療の扉を開くか

高木俊介

1　はじめに

「オープンダイアローグの哲学」というテーマを含むこの論集に、精神科医療の現場という泥臭い話はふさわしくない、どう考えても。テーマの誘惑に負けて、実践よりも机上の論を語ってしまいそうだ。けれど、哲学は自分の行動を振り返るところから生まれるものだろう。アゴラで論争し続けたソクラテスの足跡が、哲学になった。だから、本編では僕自身がオープンダイアローグ（Open Dialogue：OD）にどうかかわってきたかを書いておこうと思う。その自分の軌跡に、OD の哲学が立ち現れることを期待して。

2　オープンダイアローグとの出会い

OD との最初の出会いは、薬物療法批判の 1 冊の本だった（Whitaker 2010）。現代の精神科薬物療法が、巨大製薬企業の戦略とそれに共謀する研究者の権威によっていかに歪められているか。それを、多くの原論文まで徹底的にあたって批判した本だ。ここに、フィンランドの西ラップランドでOD という新しい方法が生まれ、急性精神病状態の人たちが薬をほとんど使わずに驚くほどよい経過をたどっていることが、世界中の新しい実践のひとつとして紹介されている。ちょうど同じ頃に、英国精神医学会の雑誌でも薬物療法を批判的に総括した特集が組まれた。薬物療法偏重の現代精神医学へ

の批判が盛り上がっている。世界の精神科医療全体が、大きく転換しようとしている予感がする。

　ところが、この日本の精神医学・精神科医療の現実はどうだ。旧態依然な様に暗澹とする。およそ日本人は権威が言うことを盲信して疑わない。医学界でも、世界の潮流の変化を知ることができるはずの人たちが、自分たちの専門に対して批判的なものは読まない。医学界には、英語力と批判能力が反比例するという法則がありそうだ。

　だから、自力で OD のことを知りたい。ネットで調べると DVD があった（Mackler 2013）。幸い日本語字幕つきだという。さっそく注文した。ところが、これがよくわからない。OD そのものの現場がぜんぜん出てこない。スタッフたちへの短いインタビューと、OD がいかに素晴らしい成果を挙げているかという解説。ちょっとカルトの勧誘っぽい。だが、登場するスタッフたちの表情がいかにもよい。不思議な自信と落ち着きに満ちているのだ。惹かれてしまう。もっと知りたい。

　さっそく原著（Seikkula & Arnkil 2006）まで購入した。だが、これがまた冴えない。表紙のセンスがよくない。フィンランドの聞き慣れない人名までがうさんくさく思えてくる。そもそもタイトルのどこにも OD って、ない。気を取り直して読み始めた。この本は OD と "Anticipation Dialogue"（AD：後に悩んだ挙げ句「未来語りのダイアローグ」と訳した）というふたつの素晴らしいセラピーについての本だという。そして OD は、包括的で継続的な治療ミーティングを用いて精神病患者の初発エピソードに抗精神病薬をほとんど使わずに介入する治療手段であり、AD は「型にはまった公的援助機関では混乱が避けられないような事態に対処するために編み出された」とある。これに、やられた、一転、引き込まれてしまったのだ。これは僕が今、日々の実践で一番悩んでいることどもではないか。

　さらに、ソーシャルネットワーク（SN）こそが出会いの場であり、回復の場であると書かれている。書き出しからして「人は社会的関係の中で生きている」とくるのだ。私たちの生きる現代の世界でもっとも深刻なことは、SN が崩壊してしまったことだという。個々の疾患、悩み、問題から説きはじめる精神医学や心理学の本は山ほどあるが、社会の問題からはじめた精神

科の本ははじめてだ。しかも個人の「問題」はなかなか出てこない。いや、ついに最後まで出なかった。つまり、ヤーコ・セイックラ（Jaakko Seikkula）とトム・エーリク・アーンキル（Tom Erik Arnkil）という２人の著者は、問題を個人化することなく、治療について１冊の本を書いてしまったのだ。これは、もしかしてすごいことではないか？

　読み進めると次のように問いかけられる。あなたはこんな専門家ミーティングに参加したことはありませんか？　クライエントのためと言いながら、自分こそ彼をわかっているのだと競っているだけのミーティング、自分の本音が言えない話し合い、一緒にと言いながら自分は身を隠している集まり、etc.……あ、はい、そんなミーティングばかりやってます、僕ら。ため息。だから、この本は僕のために書かれている。この貧しい現実から出発するための手引きとなるかもしれない。

　当時、僕は行き詰まっていた。包括型地域生活支援（assertive community treatment：ACT）という活動を始めて、試行錯誤を繰り返しながら10年近くになろうとしていた。この人は病院に入院しているしかないなと誰しも思う重症の精神障害者を、地域の多職種訪問チームで支える実績はつくってきた。しかし、そこから先が見えない。これを将来にわたって続けるためには、ハウジング（住まいの支援）をはじめ様々な活動の拡大が必要である。しかし、京都の都市部での展開は容易ではない。地域機関との連携もなかなかうまくいかない。ACT は次第に地域で孤立していった。そうこうするうちに、スタッフ同士のコミュニケーションにも、ACT の組織自体にもあれこれと問題が起こる。

　そんな時に、オープンダイアローグに出会ったのだ。OD についてはじめて書かれた本、だが、その書名には OD の名前はなく、*Dialogical Meetings in Social Networks* である。そう、すべてが対話的に（dialogical）出会われる（meet）のだ。なんという啓示的なタイトル。翻訳すると決めた。「ダイアローグの思想」を自分たちの活動に取り入れることで、最初に ACT を始めた時のあの熱量を取り戻したい。

　僕が京都の片隅でそうこうしているうちに、OD は日本中で注目されるようになった。斎藤環（編・著）の『オープンダイアローグとは何か』（斎藤

2015）という紹介書などが出て、ODへの期待はいやがおうにも高まった。ODについて知りたいという声が全国各地の精神科医療関係者を中心にわきあがり、現在では僕自身も参加している「オープンダイアローグ・ネットワーク・ジャパン（ODNJP）」という組織が立ち上がる。そして、2017年5月には、本の著者ヤーコとトムの来日がODNJPの招きで実現する。ここまでが僕とODの、そしてこの国の精神科医療とODの出会い前史だ。

3　日本の精神科医療の行き詰まりとACTの実践

　僕は今、ACTという仕組みを使った仕事をしている。ACTは、アメリカで脱施設化を推進するために行われる地域精神科医療のひとつだ。名前のとおり、医療と福祉をあわせた包括的支援を提供する。そのために、24時間の危機介入を多職種チームで利用者の住居地への訪問によって行う。精神科病院を大幅に縮小するために、病院がもつ機能のすべてと精神障害者が地域で生活するための支援を地域丸ごとに広げようという試みである。

　日本では今世紀の初頭から話題になりはじめた。背景には、日本の精神科医療の世界的な立ち後れがある。世界的には障害者に対する人権意識の高まりと、収容施設がもつ反治療性への反省から、20世紀後半のうちに精神障害者の脱施設化はほとんどの先進諸国で達成されてきた。それとはまったく逆に、日本では大型の精神科病院を中心とした収容型の精神科医療が支配的となっていった。ひたすら精神障害者を社会から排除してきたのだ。結果として、日本は現在でも世界に類をみない29万床という精神科病院ベッドの数を誇る精神科病院大国である（全ベッド数の5分の1、収容所列島日本！）。

　精神科病院への収容は、患者から生活の根を奪う。精神障害者は常に差別のまなざしを受けて生活している。そのような生活の場で〝問題〟が起これば、それはすべて精神科病院への入院によって解決される。目の前から〝問題〟が消え、そのような現れかたをせざるをえなかったほんとうの問題＝課題が隠される。この国の人々の暮らしの中に精神障害者が居る場所はない。

　2004年、僕はACT-K（ACT京都）をはじめた。国の施策に左右されない民間の組織として、現場に密着したものをつくるのだ（高木 2008）。それ

から 17 年になる。幾ばくかの成果は挙げてきた。これまで退院が不可能と思われているような重度の精神障害者の地域生活を支えることもできた。これまではたびたびの入院が必要だった人の急性期も地域で支える経験をした。支援を拒否し、地域から排除されている人とのかかわりを根気よく続けることで、相手の信頼を得て生活を支え続けることもできた。

　もちろん、あらゆる実践は、それまでの現実にあった歪みを含まざるをえない。間違いも不足もない実践というのはありえない。僕たちの力量では支えきれず、入院を必要とすることは多い。うまくいったと思えた支援も、次の目標が見えにくくなり停滞し迷走する。外部の組織と連携をはじめる中で、様々な食い違いが生じてくる。生活の場に赴いて直接支援するという ACT のやり方は、かえって利用者を孤立したままにしてしまうことがある。その打開策がわからない。

　また、ひとつの組織が 10 年以上続くと、様々な澱が溜まる。人間関係は変化し、人の思いも移り変わる。僕は年老い、メンバーの生活は変わる。当初の熱意だけでは乗り越えられない現実にぶつかってきて、新しく入ってくるメンバーとその当初の思いを共有することはできない。様々な人の集まりである組織が、最初の炎を保つことは難しい。

　つまりこういうことだ。ACT という実践を続けて、今の体制の中でやれることの多くを達成した。だが、やるべきことはまだ多く、しかしそこに向けた自分たちの姿勢を立て直せないでいた。

4　オープンダイアローグのシステムと思想

　OD と AD について読み進み、その背後にある「ダイアローグの思想」を知るうちに、これは今の僕たちが求めているものだと確信した。単なる精神療法の技術やコミュニケーション論ではない。土台に、現代社会に失われた共同性の再生という思想があるからだ。同時に、それはこの国の精神科医療を変えていく指針となるものだ。精神科病院という収容のための体制と、そこから生まれた管理的思想は容易には変わらない。地域精神科医療や多機関・職種の連携、チームワークが叫ばれても、それぞれの機関がその役割を

果たせばそれでよいとされる。個々人の実践にある、熱意や良心、対人支援者としての思いは、その中で蒸発させられてしまうのだ。

ODとその思想は、このような精神科病院中心体制を裸にし、そこからやり直していく道を示してくれる。

ODにはそれを支えるしっかりしたシステムがある。治療者は2人以上でチームを組んでいる。そのチームが、支援の要請があれば24時間以内に現場に駆けつける（当事者の自宅であることが多い）。その際に、当事者のもつソーシャルネットワーク（SN）が参加できるようにコーディネートが行われる。SNは、当事者の家族や親族のみならず、地域でつながりの深い人、職場の上司同僚や学校の教師など、現在の状況にかかわりのある人がすべて含まれる。こうして問題に即応して治療ミーティングが開かれる。そのミーティングは問題が解決するまで毎日でも続けられる。

これを今の日本でどうする？　無理、だ。まず日本の体制に24時間の支援要請のための窓口などない。窓口を探しているだけで何日も何週間もかかる。そのあいだに問題はますます深まり、病状はますます重くなり、状況はとりかえしがつかなくなるのが現状だ。運良く窓口に当たっても、そこからの応対にまた時間がかかる。たいていは他の機関にまわされて、そこで一からやり直し。前述の精神科救急システムでようやく医療のかかわりがはじまることが少なくない。24時間以内にチームでアウトリーチによって対応することも不可能だ。

これではいきなり挫折するしかない。だが、ODにはもうひとつの側面がある。上記を「ODのシステム」とすれば、それは「ODの詩学」と表現される精神療法的な面だ。技法的側面と言ってもよいが、技法というとODのもつ全人的な面が抜け落ちてしまう。ODでは治療者に高度な精神療法的修練が求められる。これは、今のブーム的なODへの期待の中で忘れられやすいところだ。ODは対話すればよいので専門的な技術は必要ないと思われていたりする。フィンランドでは、ODの治療者は長期にわたる専門的な家族療法の研修を受けている。その中で、自分自身の家族歴や葛藤に直面して専門家として自覚的であること、揺るがないことが求められる。精神病的状態にかかわることがもたらす、自他の感情の嵐を持ちこたえるためだ。そのた

めには、流派にかかわらず良質で経験豊富な精神療法家でなくてはならない（高木 2017b）。

だが、ここでもシステムと詩学は切り離せるものではありえない。なぜなら、OD の目指すところは、疾患の治癒というレベルではなく、共同体の再生だからである。このことをセイックラとトリンブルらは OD の治癒機制としての「愛」という言葉で語っている（Seikkula & Trimble 2005）。愛、である。聞いただけで怒ってしまう専門家がいるかもしれない。だが、OD でいう「愛」は、単なる愛情、慈悲や憐れみのことではない。ましてや恋愛感情などであるわけがない。それは、ミーティングで話される深刻で感情が揺さぶられる当事者の体験を、参加者たちがからだ全体で共有することで生まれる感情である。それを共有することで「ネットワークメンバーが一体感を感じるようになる時、いまだ語られざるものにも〈声〉が与えられる」。つまり、それまで当事者の苦悩を疎外してバラバラになっていたネットワークが、共同体として再生する。「共同体」という古い言葉は、人の自由を束縛する社会の意味ももっている。しかし、ここでいう共同体は、新しい意味だ。人が人同士の絆に守られて、安全を保証され安心していられる人のつながりの場である。その場の中核となる感情を「愛」と呼ぶのである。近代が人を自由にし、その代償に個人が孤独へと疎外されている今という時代に、自覚的に選択されつくりあげられる共同体。

OD の治療実践として求められているものは、自分たちの体験に対する「新しい言葉」であり、その言葉を全身で共有した「愛」の感情共同体である。しかし、そのことはとりもなおさず、共同体を個人へと解体し、個別の体験を語る言葉を共通の規範から排除しようとするこの社会との闘いである。OD を日本で行うということは、それほど大変なことなのだと、僕は思っている。

僕たちは共同体という外皮をはがされ、裸のまま、孤独な個人として社会に直接向き合わされている。その場所に新しい共同体を創出しようとしている OD の治療実践は、それを支えるシステムなしにはありえない。システムが支えてくれない状況では、僕たちはこの作業に耐えられないだろう。耐えられなければ、目の前の頑強な旧体制に頼ってしまう。ミーティングの場を

離れたとたんに、そこでできたはずの当事者たちが安心感をもてる人間関係は再び消え去ってしまう。社会から切り離された精神科医療や障害者支援の場ではどんな優れた実践も行き詰まるというこれまでの経験から、このことは明らかだ。僕らがつくり、そして今壁にぶつかっている ACT-K の経験もそのひとつだ。

　OD もまた、その轍を踏まないとは言えない。どうしたらよいのか。有効な戦略はあるだろうか。

5　ポリフォニーへの道は遠く

　僕らがやってきた ACT の活動は、OD を日本に導入するシステム的基盤として期待できると少なからぬ人に思われている。だが、そうするにも様々な困難があることは、ACT を実践している立場から指摘した（高木 2017a）。それでもアウトリーチと多職種連携を実現している ACT のシステムが、OD のシステムにもっとも近く、日本での足がかりになるかもしれない。僕自身が、もともと ACT の活動に OD を取り入れられないかと思って OD にかかわったのだ。だが、ACT というシステムが機能することすら、今の日本では容易ではない。OD のように精神病の急性期にチームによる毎日の治療ミーティングを行うことは、経済的にも組織的にも限界がある。

　ACT よりも小さいチームで、メンバーが機動性を確保して動ける多機関合同チームを小さなエリアを対象としてつくることなら可能だろうか。OD を日本に取り入れ広めていくには、その実践のモデルとなるスタンダードな実践チーム（準拠実践）をつくっておきたい。どこかに、見えて習えるところがないと、ものごとは広まらない。

　このようなチームは、現在支配的な日本の精神科病院体制から独立している必要がある。良心的で目的をもった精神科病院での学びや実践を、頭から否定するわけではない。しかし、精神科病院体制の中で培ってきた自分たちの感性を変革するのは容易ではない。病院という場所では（もちろん地域であっても）、専門家は知らず知らずのうちに強制力を使っている。しかも治療というよいことをしているという意識があるために、自分が相手に振るっ

ている権力に気づかない。治療者が OD の精神を身につけるには、病院に頼らない支援を地域で時間をかけて経験していなくてはならない。病院では、治療関係にもスタッフ間にも権力関係が生まれ、管理がしやすくなり、そのことで治療行為は権威的なものとなる。精神科病院の内部にいる人たちは、おそらく、このことに自覚的ではない。病院の性質から、自覚的になりえない。せっかくの準拠実践に精神科病院の思想、感性、行動様式がそのまま流れ込めば、OD のほうが変質してしまう危険がある。これもまた、この国の精神科医療が海外の先進的な思想や実践を取り入れようとした時に、何度も経験し、失敗してきたことだ。

　こんなことを考えながらも、僕はヤーコとトムの著書を翻訳したあと、ひとつの試みをはじめた。ACT-K の中に、「ダイアローグの思想」を取り入れようと試行錯誤をはじめたのだ。OD というシステムを導入する前段階だ。
　現在までに数名のチームメンバーが、2017 年と 2019 年に日本で行われた OD の基礎コースを受講した。彼らは OD の実践者であるフィンランドの講師を通して対話的精神に触れた。それは、これまでの専門家としての訓練とはまったく違う衝撃をもたらした。それは個人的な人生観や、日々の仕事におけるコミュニケーションに影響した。受講したメンバーはチーム全体にその成果の共有を図り、さらに地域の人々ともその成果を分かち合おうとしている。彼らの言動はじわじわと、他のチームメンバーにも、そして支援関係の中にも〝感染〟している。
　もちろん、ダイアローグがいきなりうまくいくわけはない。目の前の問題にとらわれてしまうと、その解決策を探すための議論が先行してしまう。逆に、今、決定しなければならないことがあるのに、そこから目をそらすために形ばかりのダイアローグが行われたりすることもある。僕らの仕事も含めた日常の思考は、あれかこれかの二分法に支配されている。皆の声が響きあうポリフォニーとは、ほど遠い。そのことに気づかされているばかりの毎日だ。対話的であるためには、多くの経験と修練、感情的エネルギーと思索、そしてなによりも対話的であろうとする意志の持続がいる。それに気づくこと、そして立ち止まることがダイアローグを生む最初の一歩だ。

OD を学ぶと同時に、2017 年の春にフィンランドからトム・アーンキルとその実兄で「未来語りのダイアローグ (AD)」の実践者であるロバート・アーンキル（Robert Arnkil）を京都に招聘し、1 ヶ月の集中研修を行った。詳細の説明は成書にゆずるしかないが、AD は OD とともに対話を基礎にした対人援助の方法である（Seikkula & Arnkil 2006）。OD が急性の精神病性クライシスを扱うのに対して、AD は精神科領域に限らず（もともと精神科領域の方法ではなく）広く対人援助の仕事で使えるダイアローグのひとつである。この方法によって、当事者と支援者の対話のみならず、支援者同士の対話が促される。当事者を中心とした支援チームのコミュニケーションを促し、協働作業をつくっていくことができる。

　今の日本では、多くの対人支援が当事者中心ではなく援助者の都合に左右され、援助者同士の連携がスムーズにいかず、当事者が置き去りにされている。このような状況に対して、AD は非常に効果的である。そしてなによりも、現在の制度による制約にかかわらず、その気さえあれば実践することができる。このことは、早期ダイアローグという「支援者が自分の心配ごとをわかちあうやり方」ではさらに明らかだ（Arnkil & Eriksson 2005）。その早期ダイアローグや AD を学び実践することで、ACT の実践の中で、支援者と当事者の対話、チームの支援者同士の対話、チームと連携する支援機関や地域の人々との間の対話が生まれる。今僕らがつくっている地域支援の中に、ダイアローグを生かすための第一歩だ。

　全国にはすでに OD を様々な形で実践しようとしているところが生まれている。僕らのやり方はまだるっこしいかもしれない。しかし、これが僕らの現実である。それでも将来、今のやり方が ACT と OD をつなぐ実践への橋渡しとなるはずだと思っている。

6　おわりに

　このようにして、ダイアローグがもつ思想や哲学そのものを社会の全体に広げていきたい。移植しようとしているものが、日本社会という土壌で根腐れしてしまわないように。OD の実践が、いつのまにかこの国の因習的な精

神医療に取り込まれて矮小化してしまわないように。

　ダイアローグという思想と実践を、辛抱強く、しっかりと植えつけていく。それは、精神科病院を中心とした現在の精神医療体制への挑戦であり、闘争だ。そしてそれはとりもなおさず、この国の社会、文化、政治への挑戦でもある。

　そんな夢を、僕は見ている。もちろん、僕たちだけでなく、日本全国には多くのダイアローグに向けた試みが立ち上がっている。ODやADへの関心は、今も熱く広がり続けている。民主主義も正義も根づきそうにない泥沼のようなこの国で、ようやく人々は目覚めつつあるのかもしれない。

文　献

Arnkil, T. E., & Eriksson, E.（2005）*Taking Up One's Worries: A Handbook on Early Dialogue*. National Institute for Health and Welfare, Finish.（トム・エーリク・アーンキル／エサ・エーリクソン（2018）『あなたの心配ごとを話しましょう――響き合う対話の世界へ』髙橋睦子訳、日本評論社）

Mackler, D.（2013）Open Dialogue: An Alternative, Finnish Approach to Healing Psychosis. DVD.（その後ウェブで公開 http://wildtruth.net/dvdsub/ja/ 開かれた対話 /）

斎藤環著・訳（2015）『オープンダイアローグとは何か』医学書院

Seikkula, J., & Trimble, D.（2005）Healing Elements of Therapeutic Conversation: Dialogue as an Embodiment of Love. *Family Process* 44(4): 461-475.（ヤーコ・セイックラ／デイヴィッド・トリンブル（2015）「治療的な会話においては、何が癒やす要素となるのだろうか――愛を体現するものとしての対話」、斎藤環著・訳『オープンダイアローグとは何か』医学書院、149-181 頁）

Seikkula, J., & Arnkil, T. E.（2006）*Dialogical Meetings in Social Networks*. Karnac.（ヤーコ・セイックラ／トム・エーリク・アーンキル（2016）『オープンダイアローグ』高木俊介／岡田愛訳、日本評論社）

高木俊介（2008）『ACT-K の挑戦―― ACT がひらく精神医療・福祉の未来』批評社

高木俊介（2017a）「オープンダイアローグを ACT に取り入れる」、『ナラティブとケア』8 号、34-38 頁

高木俊介（2017b）「神田橋條治『精神療法面接のコツ』を再読する——オープンダイアローグへの道」、原田誠一編『精神療法の技と工夫』中山書店、193-196頁

Whitaker, R.（2010）*Anatomy of an Epidemic: Magic Bullets, Psychiatric Drugs, and the Astonishing Rise of Mental Illness in America.* Crown.（ロバート・ウィタカー（2012）『心の病の「流行」と精神科治療薬の真実』小野善郎監訳、福村出版）

3 ダイアローグ実践の哲学と臨床姿勢

白木孝二

　この章はそれぞれの節を一つのブロックとして、並列的に、ポリフォニックな形で構成しました。各ブロックは、オープンダイアローグの哲学と実践の側面について書いたものですが、それぞれは一つの小さなかたまりとして独立したものです。あるいは哲学と実践のウェブの結び目、ノットのようなものだと考えてもらっていいでしょう。当然ですがそれぞれは、断片的、限定的で、一面的で不確実性を伴うものです。オープンダイアローグの哲学と実践として機能するためには、それらが有機的に、相補的に、あるいはポリフォニックに機能する必要があると思います。（この先は適宜、オープンダイアローグを OD と略記します。）

1　オープンダイアローグの基本的考え方

「ダイアローグを生み出し、展開させること自体を目的とする。解決（策）に至ることを意図しない」。これこそが OD の中心哲学を明確に伝え、他と差異化する意味でも、際立たせた文言でしょう。ただ、これが実践において持つ意味がどう理解され、臨床・支援の実践にどのように反映されているかは、大いに疑問ではあるのですが。

　OD の基本的考え方として、——1）ダイアローグを生み出し、展開させること自体を目的とし、それが治療の最も重要な側面と考える。2）ミーテ

ィングの目的が解決（策）に至ることとは考えず、意図しない。3）全員が
自分の声（ヴォイス）で話し・語り、他が耳を傾けることが重要だと考える
（セラピストはそのための、工夫、サポートに努める）。4）そういったプロ
セスから、ダイアローグの成り行きとして結果的に解決（策）が出てくる、
変化が起こり始めると考える。——というものがあります。

　「ダイアローグはそれ自体が（それ自体で）新たな意味を生み出し、生成
するものであるので、セラピストは質問や介入によってダイアローグをコン
トロールしようとせず、ダイアローグを命ある活き活きしたものにするため
に、絶えずクライアントの発話に合わせて変化し順応しなければならない」
ともされています。

　ダイアローグが主人公であり、それ自体がダイアローグを展開させる機動
力、推進力なのだと考えるわけです。変化のエージェントはセラピストでは
なく、ミーティングの参加者でもなく、その場で生起し展開するダイアロー
グそのものだという見方です。

　他のアプローチでのセラピストの課題は、クライアントや家族の状況改善、
問題解決を目指すことですが、OD のセラピストチームにとっては、ダイア
ローグの生成と展開そのもの、つまり「ミーティングの中で、参加者全員が
自分の声で語り、それが尊重され、十分に耳を傾けられるようなダイアロジ
カルな場／スペース（時間、空間、関係）を構築し、そのプロセスを維持す
ること」が役割であり大きな課題なのです。

2　ダイアローグは「対話」なのだろうか？

ダイアローグは、日本語の「対話」からイメージされるように「向かい合っ
て話す、話し合うこと」というような、形式あるいは形態の観点からではな
く、特定のコンテキスト下で生起し、進行する動的なプロセスだと考えるべ
きだと思います。対話という語は「ダイアローグ」の持つ意味を狭め、誤解
や混乱をもたらしているかもしれないのです。

　物理学者の David Bohm（デヴィッド・ボーム）によれば、dialogue はギ

リシャ語の dialogos を起源としています（Bohm 2004）。logos は "the word"
あるいは "meaning of the word" で、「言（ことば）」あるいは「（言葉の）
意味」です。dia は "through"「〜を通して、〜を通じて」という意味であ
って、よく誤解されているような "two：2" あるいは "duo：デュオ（デュエ
ットにあるような)" ではないのです。さらにボームは「ダイアローグ」の
本来のイメージは、"a stream of meaning flowing among and through us
and between us"「我々の中で、我々を通し、そして自分たちの間で（に）
生じ、進み、続く、意味の（絶え間ない）流れ」だとも書いています。まさ
に、流れゆくプロセスのことです。

　日本語で「対話」は「向かい合って話すこと、二人で対談すること」（こ
れはむしろ、duologue と呼ぶべきかもしれませんが）とされ、形式や形態
上のことを意味しがちで、ボームが言うような dialogue が持つ、コンテキ
ストとプロセスを重視した動的な意味合いとはかなり違っているように思い
ます。

　私は、「ダイアローグは、それぞれの参加者が、他者の語ったことに基づ
いて、それに続け、重ねる形で自分のことばを繋いでゆくという、一連の流
れだと捉えられる」と考えています。また、他者の声に耳を傾けることで、
自分の（既に抱いている）考えや見方が変化すること、それを望ましいとす
ることも、重要なポイントだと思います。他者の声に触れ、耳を傾け、影響
を受け、自分（そしてお互い）が変化することによって、それまでにはなか
った新たなことばと意味が現成するのですから。

＊　　　　　＊　　　　　＊

セラピストにとってのダイアローグ性

　ここで補足ですが、この「他者の声に触れ、影響を受け、変化しあう」と
いうことは、クライアントや家族に対して適用されるだけでなく、セラピス
トにとってこそ重要なポイントだと思います。クライアントや家族の声に触
れ、耳を傾けるうちに、セラピスト自身の認識や理解、感情も不可逆的に変
化してゆくということです。セラピストとして、自身がダイアローグによっ
て影響を受け、変わってゆくことの意味を認識し、ダイアロジカルな臨床的

姿勢を持つことが重要なはずです。Jaakko Seikkula（ヤーコ・セイックラ）が言うところの "becoming dialogical"（Seikkula 2013）の一面なのでしょう。

3　ニード適合型アプローチと自己定義ニード

Yrjö O. Alanen（ウリョ・アラネン）の提唱した need-adapted treatment（ニード適合型アプローチ）は OD の前駆形あるいは発展の原点、基礎となったと考えられています。ただ、OD の実践では、個々のニードについて、誰が語り、誰によって選択、決定されるのかということが大きな問題になると思います。専門職の見解や判断による professional-defined need（専門家定義ニード）ではなく、利用者自身が望み、必要と考える self-defined need（自己定義ニード）が語られ、尊重されることがきわめて重要になるはずです。

　アラネンのニード適合型アプローチは、統合失調症の患者と家族に対し、それぞれの、そしてその時点でのユニークなニードに合わせる形で治療や支援を計画し、実践するべきだ、という考え方です。基本ポイントとして、以下のことが挙げられています。

　　1) 治療的活動は、患者とその（身近な）ネットワークの人々のニードに合わせて（適合させて）柔軟に、そして個別的に計画され実行される。
　　2) 検査や治療は精神療法的な態度（姿勢）を中心に行われる。
　　3) 異なった治療活動は、それぞれが補い合う（補完的な）形であるべきである。
　　4) 治療は継続的なプロセスでなければならない。

　クライアントは皆、独自のユニークな存在であり、彼らの苦悩や困りごと、希望と期待、社会的環境などは、当然のごとく千差万別です。似たような問題や症状を示していても、クライアントの置かれた状況はそれぞれに異なっ

ているはずです。一人のクライアントでも、場面や時間経過によって状態が変化するかもしれません。もちろんこれは、家族にも当てはまります。個々のクライアントや家族によって、その時期と状況に応じて、彼らのニードは様々に異なっているはずです。アラネンらのアプローチはそういった、ある種当然の事実、現実に対応するべく、治療や支援を個々のニードに適合させようとするものです。

　従来、そしておそらく現在でも、専門家が診断やアセスメントを行い、その結果に基づいて方針を決め、治療や支援を実施するという形が精神医療の主流になっていると思います。診断を下し、対応する（一般的な or エビデンスに基づいた）治療をパッケージとして提供するという医学モデルです。Diagnosis-adapted treatment（診断適合型アプローチ）とでも呼んでいいかもしれません。こういった文脈では、個々の患者や家族の状況は、一定の範囲で考慮されるにしても、診断に基づく治療方針が優先され、彼らのニードは二次的なものとして捨象されてしまう可能性があります。あるいは、ニードという言葉が使われるにしても、それは診断に基づいた治療上、必要な事柄、条件などを意味しているのかもしれないのです。

　アラネンらの 1986 年の著作（Alanen et al. 1986）では、need-specificity of treatment（治療のニード特異性）という概念が紹介されています。彼らのプロジェクトの目的は、method-oriented work（メソッドで方向付けられた治療）とは異なった、treatment in a case-specific（ケース（患者と家族）に特有の治療）を、それぞれのケースに特異的な方法で作成・立案することである、とも記述されています。

　彼らは、患者や家族一人ひとりのニードに応じて、また状況の変化に応じて、治療や支援を柔軟に、かつ継続的に適合させるべきだと考えたのです。

　アラネンの時代としては非常に革新的で、ユニークな視点だったかもしれませんが、私は現代においても必要とされる、きわめて常識的で重要な考え方だと思います。

＊　　　　　　＊　　　　　　＊

　ただ、ダイアローグという観点から改めて考える必要があるのは、クライ

アントや家族のニードを、誰が、誰と、どのように、定義・決定するのかという問題です。ニードは、何らかの望ましい状態（希望）への期待、あるいはその実現に必要なこととして定義されるようですが、そうなるとそもそも、誰が期待し、必要と考えることなのか、という問題にもなります。

　少し前に読んだ本（Johnstone 2014）に、self-defined need（自己定義ニード）という言葉がありました。専門家によって、その専門知識と判断をベースに（クライアントに必要だと）、定義、選択される professional-defined need（専門家定義ニード）に対して、利用者がそれぞれの希望・期待に基づいて、自分で決め、選ぶ self-defined need（自己定義ニード）が重要なのだという発想です。このように考えると、ニードは定義のされ方によって、二つに分類できるかもしれません。

　　a）個々の事情を考慮しながらも、専門家の判断によって定義された、
　　　　専門家定義ニード。
　　b）利用者の声（希望・期待）によって定義された、自己定義ニード。

「参加者全員が自分の声（ヴォイス）で語り、他が耳を傾けることが重要だと考える」という OD の基本原則からすれば、クライアントや家族が、それぞれの不安や困惑、希望と期待を自分の声で語り、それを専門家たちが（他の参加者も）耳を傾け、その声が尊重される、ということが基本になります。

　ダイアローグの中では、それぞれが自分の声で、自分のニードを語ることが推奨、尊重され、敬意をもって受け止められるはずです。一人ひとりが自己決定ニードを明確にしてゆく過程を、ダイアローグが支え、促進させるとも考えられるでしょう。個々のニードが利用者の自己定義に基づいて構築されることでこそ、ニード適合型アプローチがその効力を発揮するはずだと、私は思います。

　おそらくは、参加者が自己定義ニードを語ることを推奨し、専門家がそれを尊重するということも、初期の OD セラピストたちの基本姿勢にあったはずだと、私は想像しています。この点にも、OD の大きな、画期的な飛躍が

あったのかもしれません。

4　ダイアローグ実践の基本——話を聴くこと

ダイアローグではそれぞれが自分の声で語ることが重要だとされています。ただ、耳を傾けてくれる人がいなければ、ダイアローグは成立しません。聴き手と応答のない語り・言説はモノローグでしかないでしょう。ダイアローグが成立するためには、聴き手と話し手が存在し、発話と応答が交互に続いてゆくことが、必要なはずです。

　ODの基本原則の一つとして、「全員が、自分の声（ヴォイス）で話し・語り、それに耳を傾けることが重要だと考える」という項目を挙げました。ただ私は、「全員が自分の声で語ること」だけでなく、あるいはむしろそれ以上に「全員が、（他者の）語りに耳を傾けること」が重要なのかもしれないと考えています。対話ということばからは、「向かい合って話すこと」というように、「話をすること」と「話す人」の方に焦点が向き、「話を聴く、耳を傾けること（人)」は背景になりがちです。

　ダイアローグが成立するためには、誰かが話し、他の人（たち）が耳を傾けることが必須条件です。話し手と聴き手の双方がその場にいて、それぞれが交互に、語ることと聴くことの役割を引き受け、果たさなければ、ダイアローグは成立しないでしょう。自分のことばに耳を傾けてくれる人がいて初めて、自分の声で語ることができるのです。

　私の経験からですが、実際のミーティングでは、一人ひとりが自分の声で語ることはもちろん重要なのですが、それ以上に他の参加者の語りを聴く、耳を傾けることが重要で、意味が大きいように感じます。それぞれが自分の声で語ること以上に、一人ひとりが他者の語りに触れ、耳を傾けることによって、それぞれの間に新たなことばと意味が、ポリフォニックに展開し、現成するのが、ダイアローグなのでしょうから。

　ODが強調する「全員の発言が不平等に扱われることなく、十分に話を聴いてもらえ、応答される」ためには、（セラピストを含め参加メンバーが）

どのような姿勢や態度で聴き、応答するのか、どんな振る舞いを避け、控えるのかということがとても重要になります。

　安心して発言し、思いを語ることを保証するためには、話を遮らず途中で口を挟まないこと、話されたことに対して批判や非難、議論などで応答しないことが必要でしょう。発言を無視、軽視することなく、ユニークで重要なものとして耳を傾けることも重要です。セラピストからも、他のメンバーからも、遮られたり口を挟まれたりすることなく、無視や軽視されることなく、敬意をもって話を聴いてもらえ、応答してもらえたと、全員が感じられることが望まれるのです。

*　　　　　*　　　　　*

　クライアントの話に耳を傾けることは、セラピストにとって基本的な役割、課題だとされています。当然そういった姿勢やスキルを備えており、話を聴く用意もできているはずです。ただ、オープンダイアローグでは、クライアントと家族の他、知人や支援者を含め、関わりのあるコミュニティ・メンバーが参加します。OD のセラピストの役割には、参加メンバーの方々にも、敬意をもって話を聴き、応答するという姿勢や態度で振る舞うよう協力してもらうことも含まれるのです。こういった場のもつ安心感がなければ、自分のユニークな体験や複雑な感情について話すことはできないでしょう。セラピストは自ら範を示し、参加メンバーに理解と協力を求めて、そういった環境を構築、維持しなければならないのです。

5　ダイアローグのプロセスと、決めるプロセスを分けること

ダイアローグのプロセスと、議論し決定するプロセスとを区別するという発想。フィンランド Rovaniemi（ロヴァニエミ）市議会の、話し・聴く（時・場）と、議論し・決める（時・場）を分けるという方式を参考に。

　Tom Andersen（トム・アンデルセン）の「話すと聴くを分ける」は、ダイアローグ実践では、基本のルール、エチケットとされています。それはと

ても大切なことなのですが、さらに私が重要だと思うのは、フィンランド、ラップランド地方のロヴァニエミの市議会で採用されている、話し・聴くというダイアローグのフェーズと、議論し・決定するプロセスを分けて行うという運営方式です。

　ダイアローグのプロセスと、何かを決めるフェーズを区別し、別に機会を設けて行うという方法です。ダイアローグの場では、一人ひとりが自分のことばで語り、他の人はそれに耳を傾けるという手順だけに限り、議論し、決めるということは行わないのです。十分にダイアローグのための時間をとった後に、別の機会を設けて何らかを決定するためのプロセスに進むという方式です。

　私が最初にこれを知ったのは、ロヴァニエミを訪れ、Anticipation Dialogues（AD）（未来語りのダイアローグ）のコーディネーターである Jukka Hakola（ユッカ・ハコラ）氏から同市議会の運営方式について説明してもらった時です。

1. それぞれの議員が自分の考えや主張を述べるだけ（他の議員はそれを聴くだけ）の議会が開かれる。
2. 1か月後再び市議会が招集され、（前回からの経過を踏まえた質疑、討論の上）方針決定、決議の作業が行われる。

　彼の話では、この方式を取り入れるようになってから、市議会だけでなく市の行政運営も非常に効率的になったそうです。議員さんたちも、人の話にきちんと耳を傾けるような、ダイアロジカルな人間になったと、冗談交じりに話してくれました。

6　ダイアローグ実践におけるセラピストの質問とリフレクティング

質問を情報収集の手段だと考えない。リフレクティングを治療的メッセージと考えないということです。質問やリフレクティングは、参加者とのダイア

ローグを続けるための、さらなるダイアローグへの invitation（誘い、招待）だと考えるのです。

　ダイアローグ実践においては、他のアプローチの場合とは異なって、セラピストの質問を、自分に必要な情報を得るためのツール、鑑別診断やアセスメント、仮説検証の手順とは考えないということです。質問は、参加者にもっと話してもらうための誘い、期待、きっかけとして考えようということです。彼ら（の話）への関心、興味を表すためであり、話を聴いてもらっている、応答してもらっていると感じられるようにということでもあります。質問は「あなたの話をもっと聴きたいので話してください」という気持ちの表れだと考えていいかもしれません。

　またリフレクティングを、間接的な形で、自分の理解や判断を語る手段、専門家としての見解や方針を伝える方策と考えないということです。これも、参加者にもっと話してもらうためであり、彼らの言葉に率直な形で応答するということです。介入的意図をもって、さりげなくアドバイスや治療メッセージを伝えようとすることではない、と考えるのです。

　質問もリフレクティングも、参加者にダイアローグを続けてもらうための、きっかけや誘いだと考える、ということです。

＊　　　　　　＊　　　　　　＊

　リフレクティングは、OD の中では、唯一の技法らしきものとして重視されていますが、いろいろと誤解や混乱が入り混じったまま用いられているような気がします。

　もともとの家族療法の文脈で、Tom Andersen（トム・アンデルセン）がリフレクティングプロセスと呼んだ形式は、ワンウェイミラーの後ろでのセラピストチームの話し合い（アセスメントと介入のための戦略、作戦会議）を家族の面前で公開して行う、というものだったはずです。OD になってそれが、参加者の声を聴いてのセラピストの内的対話（個人的な印象、感想）を声に出し、言葉にするというダイアロジカルな姿勢、モードに基づくものに変わってきたのだと、私は理解しています。

この後に述べるように、リフレクティングも家族療法にあったような問題解決モードではなく、「参加者とのさらなるダイアローグにつなげる、お誘いだと考える」ダイアローグモード、姿勢で行われるべきだと思うのです。

7　セラピストに必要な不確実性への耐性の重要側面、カテゴリー分類を避けること

不確実な状況の中でこそ、ダイアローグが必要であり、それが展開する可能性があるはずです。セラピストが確実性やその見通しを求めるあまり、不確実（不確定）なものを捨象してしまうことは、ポリフォニックなダイアローグの展開を妨げることになりかねません。OD セラピストにとって重要なのは、診断や見立てなどの確実性を求めて、自らの専門領域のカテゴリーに分類しようとする欲求、誘惑に抗うことかもしれないのです。

　「オープンダイアローグ　対話実践のガイドライン」（ODNJP 2018）には、七つの原則の一つとして「不確実性に耐える」の項目があり、以下の説明が加えられています。

　　→答えのない不確かな状況に耐える。
　　結論を急がない。すぐに解決したくなる気持ちを手放す。葛藤や相違があったとしても、その場にいる人々の多様な声を共存させ続ける。対話を続ける中でこそ、そのクライアントと家族ならではの独自の道筋が見えてくる。

　曖昧で先が見えない状況の中で、不確実性を受け入れながら、（不安や焦りから拙速な解釈や結論、解決策を求めようとすることなく）ダイアローグを続け、進めてゆくのがセラピストの重要な役割だということです。このガイドラインをセラピスト向けに書き加えるとすれば「診断やアセスメントなどの結論を急がない。解決策や治療計画を求め、すぐに解決したくなる気持ちを手放す」ということになるでしょう。

従来の精神医学／医療、そして多くの心理臨床においても、診断、アセスメントをベースにして、治療計画、支援プランを構築するというパラダイムが主流になっていると思います。アラネンの言った method-oriented work（メソッドで方向付けられた治療）です。従って、当然のこととして（精神医学的）カテゴリーへの分類や鑑別が、セラピストにとって確実性を増し、確保するための重要項目になるわけです。あるいは、それによって不確実性（への不安）が軽減されると考えるのでしょう。

　「答えのない不確かな状況に耐える」、これを裏返せば、「答えがある確かな状況を求めようとする姿勢、傾向への耐性をもつ」ということです。ODセラピストとして、「結論を急がず、すぐに解決したくなる気持ちを手放す」ことの前段階、前提として、精神医学的なカテゴリー分類（カテゴリーで考えようとすること）への欲求をとりあえずは手放し、確実性への誘惑に抗って、ダイアローグの展開を優先させることが重要なのだろうと、私は考えるようになりました。

8 「ダイアローグモード」と、「問題解決モード」を分けて考えること

クライアントや家族が抱えている、問題や困難を解決、改善しようとする関与の姿勢を「問題解決モード」、参加者とのポリフォニックなダイアローグの展開を目的とし、それを問題解決の方策、手段とは考えない関与の姿勢を「ダイアローグモード」としてみました。
ODセラピストの役割、課題は「ダイアローグモード」を続け、拡げることであり、「問題解決モード」で臨むことではないとの考え方です。ダイアローグモードと問題解決モードを分けて考えることで、セラピストが自らの役割と課題を明確にし、陥りがちな混乱や戸惑いを避けることができるかもしれないからです。

　最初のところで書いたように、ODの基本的考え方として、a）ダイアローグを生み出し、展開させること自体を目的とする。b）ミーティングの目

的が解決（策）に至ることとは考えない、というものがあります。（ミーティングにおける）ODセラピストの主たる役割、課題は、ダイアローグの生成と展開そのもの——ダイアロジカルな場／スペース（時間、空間、関係）を構築し、そのプロセスを維持すること——だとされているのです。他のアプローチのように、クライアントの治療や家族支援など問題解決を（ダイレクトに）目指すことではありません。もちろん、c）そういったプロセスから、（結果的に）解決（策）が出現し、変化が起こり始めると考える、ということを期待してはいるのですが。

「ダイアローグモード」でのセラピストは、対話実践の12の原則を意識してダイアローグの維持と展開だけを課題として、その役割を果たすことになります。一方の、「問題解決モード」においては、セラピストは問題の治療、解決を目指して、それぞれの方法論に則って手続きを進めてゆくわけです。

ただ、私の印象ではあるのですが、このあたりのスタンスの違いは、あまり理解されておらず、その区別について表立って議論されることもなかったように思います。ダイアローグ実践を新たな問題解決の手段、ツールだと考えている人たちも少なからずいるようです。「ダイアローグを生み出し、展開させること自体を目的とする。解決（策）に至ることを意図しない」というODの基本的考えが、どの程度理解され、実践に反映されているのかはかなりだと思います。問題解決志向の発想と臨床姿勢の違いを意識し、区別して実践に臨むことが、ODを目指す支援者にとって大きな課題なのだろうと、私は考えています。

問題解決志向で仕事をしてきたセラピストたちは、それまでのアイデンティティや思考、行動パターンから、知らず知らずのうちに問題解決モードに入ってしまうのかもしれません。問題解決に傾くことが、ダイアローグの生成、展開を妨げてしまうのではないかと、私は危惧するのです。問題解決を志向したセッションであっても、当事者と家族を含めてチームでアウトリーチのミーティングを行い、リフレクティングを交えれば、立派な？OD実践だと思っている人たちもいそうなので。

実践的には、ダイアローグ（フェーズ）と判断・決定（フェーズ）とを意識的、物理的（時間、空間、セッティング）に分けることで、二つのモード

の干渉、混同を避けることができるだろうと、私は考えています。ロヴァニエミで、ダイアローグのフェーズと、意思決定のフェーズを分ける方式が、市議会と行政運営を大きく効率化できたように。

＊　　　　　＊　　　　　＊

　OD 実践においては、ミーティングの目標として、a）ダイアロジカルな会話の促進、b）共有された理解の構築、c）ニードに適合したプラン作成、ということが挙げられています。ここでも、ダイアローグを基にした上で、理解の共有、ニードに合わせた計画へとの流れが、それぞれのプロセスとして、この順序で進んでゆくことが望ましいのだろうと思います。ダイアローグが十分に行われれば、徐々にポリフォニックな理解、希望と期待、そして解決や改善に向けての対応策、行動プランへと（結果的に）移行してゆくはずなので。

9　オープンダイアローグ実践の二つの捉え方

仏教の歴史上の重要人物である、Nagarjuna（ナーガルジュナ：龍樹）による、Conventional truth & Ultimate truth（世俗諦と勝義諦）二諦の考え方が、「ダイアローグ」と「問題解決」のジレンマ、パラドックス解決のヒントになるかもしれません。

　OD の、ダイアローグを主人公とし、解決（策）を目指さないという哲学姿勢は、捉えようによってはダイアローグか問題解決かという、二律背反のように映るかもしれません。こういったジレンマにとらわれないためにと、ナーガルジュナ（龍樹）の世俗諦と勝義諦という二つの真理の発想を参考にしてみました。世俗諦は世間的真理を指し、勝義諦は一義諦とも呼ばれ出世間的（世間を超越した）真理を指すとされています（このあたりは私の趣味的な仏教知識に基づいているので、ご承知おきください）。ナーガルジュナにならって、OD を二つの締（真理）で考えてみました。

世俗諦（問題解決モード）：クライアントや家族、ネットワークメンバーにとって、そして従来の治療、援助者の視点からの真理（理解、意味、目的）
⇒　困難な状況の中で、問題の理解と解決（対応策）を目的として、当事者や家族と専門家が関わるモード：問題解決（治療、援助）のための場と考える。

勝義諦（ダイアローグモード）：オープンダイアローグのセラピスト（ファシリテーター）にとっての真理（理解、意味、目的）
⇒　不確実な状況の中での、参加者とのポリフォニックなダイアローグの展開を目的とするモード。問題解決（対応策、解決策）を目指さず、そのための方策、手段とは考えない：ダイアローグを主人公とする場と考える。

　ODであっても参加者への説明や彼らの理解としては、問題解決モードで構わないし、ことさらダイアローグモードを強調する必要はないかもしれません。彼らの希望やニードに応える形で、実践が進められていると受け止められれば、問題ないでしょう。
　ただ、ODのセラピストとしては、（問題解決モードに傾くことなく）ダイアローグモードに留まって、ダイアローグを主人公とし、その生成、展開を自らのミッションとして、実践を進めることが必要だという考え方です。
　（セラピストが、そしてミーティングの指向性が）問題解決モードに傾きすぎると、参加者とのオープンなダイアローグの展開が妨げられる可能性（リスク）があります。先にも書いたようにODでは、「ダイアローグの展開、成り行きとして、結果的に解決（策）が出てくる、変化が起こり始める」と考えるのですが、ダイアローグが損なわれると、こういった結果に繋がらないかもしれないのです。
　私は「ダイアローグモード」と「問題解決モード」を区別して考える方が良いと思いますが、必ずしもこの二つを二律背反、矛盾と捉える必要はないかもしれません。世俗諦と勝義諦とは二つの真理として区別されているとは

いえ、究極的には "not one, not two"（一つでもなく、二つでもない）というような不可分な関係だともされています。どちらもそれぞれの視点からは有益な真理（哲学）なので、これらを分けて考え、混同しないことが重要なのでしょう。もちろん OD では、ダイアローグモードを中心に据えることが前提ですが。

この点に関しては、ヤーコ・セイックラが 2018 年の家族療法学会で、質問に答えて話してくれたことを、思い出します。彼のことばとしては、「広い意味では、私は患者と家族のために、治療者として（治療的に）関わっています。ただ、それと同時に私は、一人の当事者として、here and now でこのダイアローグの場にいたのです」だったと思います。何分私のあいまいな記憶を基に、かなり解釈を交えているので、彼が実際にこのように語ったという保証はありませんが。

10 おわりに

ダイアローグ実践の哲学と臨床姿勢として、OD セラピストとしての哲学と実践へのヒントになりそうなことを中心に書いてみました。

ここまで書いて、「ダイアローグはそれ自体が（それ自体で）新たな意味を生み出し、生成するものであるので、セラピストは質問や介入によってダイアローグをコントロールしようとせず、ダイアローグを命ある活き活きしたものにするために、絶えずクライアントの発話に合わせて変化し順応しなければならない」という OD の基本的考えに立ち戻ることが重要なのだろうと、改めて考えました。

ここで紹介した、「self-defined need を優先したニード適合型アプローチ」、「カテゴリー分類への誘惑に抗う不確実性への耐性」、「問題解決志向に傾かないダイアローグモード（ダイアローグ主義）」などの考え方が、多少なりとも OD の哲学と実践、その理解を深めてくれることを期待しています。

文　献

Alanen, Y. O., et al.（1986）*Toward Need-Specific Treatment of Schizophrenic*

Psychoses. Springer-Verlag.

Bohm, D.（2004）*On Dialogue.* Routledge.（デヴィッド・ボーム（2007）『ダイアローグ——対立から共生へ、議論から対話へ』金井真弓訳、英治出版）

Johnstone, L.（2014）*A Straight Talking Introduction to Psychiatric Diagnosis.* PCCS Books.

ODNJP（オープンダイアローグ・ネットワーク・ジャパン）（2017）Open Dialogue Foundation Training Course 資料

ODNJP（2018）「オープンダイアローグ 対話実践のガイドライン」https://www.opendialogue.jp/対話実践のガイドライン/

Olson, M., Seikkula, J., & Ziedonis, D.（2014）*The Key Elements of Dialogic Practice in Open Dialogue: Fidelity Criteria.* Version 1.1: September 2.

Seikkula, J., & Arnkil, T.（2014）*Open Dialogues and Anticipations: Respecting Otherness in the Present Moment.* National Institute for Health and Welfare.

Seikkula, J.（2013）"Becoming Dialogical: Psychotherapy or a Way of Life?" *The Australian and New Zealand Journal of Family Therapy*, 32(3): 179-193.

Siderits, M., & Katsura, S.（2013）*Nagarjuna's Middle Way.* Wisdom Publications.

白木孝二（2016）「開かれた対話——セラピストの在り方」『臨床心理学』第 16 巻 5 号、540-543 頁

白木孝二（2017）「オープンダイアローグという会話のつぼ」『ナラティブとケア』第 8 号、20-26 頁

白木孝二（2019）「オープンダイアローグを心理支援に活かすには」『臨床心理学』19 巻 5 号、512-517 頁

4 開業心理相談と
オープンダイアローグ

信田さよ子

1 はじめに

　筆者は 25 年以上にわたり開業心理相談機関（以下センターと略す）で臨床援助活動を行ってきた。オープンダイアローグ（以下 OD）にかかわる職種として心理職はおそらく少数派だろう。心理職が現在置かれている状況、そのなかで開業心理相談がどのような位置を占めるかを説明したい。そのような背景を抜きにして、OD の実施主体になることはできないだろうし、他職種からの理解も得られないと思うからである。

　われわれ心理職はさまざまな呼ばれ方をする。サイコロジスト、CP（クリニカル・サイコロジストの略）、セラピスト、カウンセラー、心理カウンセラー、心理療法士などである。活動する場所によって呼ばれ方が変わるということ自体が、心理職に従事する際のアイデンティティの脆 弱 さを表している。その活動も、心理相談、臨床心理面接、相談、支援、援助、カウンセリングといった具合にこれまた多様に表現される。このような曖昧さや多様さの理由のひとつは、「治療」という言葉を禁忌としているからである。病気を治すのは心理職ではなく医師であるとするのが疾病モデル・治療モデルであり、治療行為は医師の独占であるとされる。このような力関係における自らの立ち位置を示すために、医師サイドからはどうでもいいことかもしれないが、心理職はこのように微妙な表現（言語使用）を意識せざるを得なかったのである。

しかしながら心理職の活動領域は近年広がっており、精神科医療以外にも、教育（学校）・福祉・産業・司法等多岐にわたるようになった。筆者のような開業心理相談は、そのなかのひとつである。さらに、民間資格である臨床心理士（日本臨床心理士資格認定協会による認定）に加えて、2019 年から国家資格である公認心理師がスタートした。上記のような歴史をもつ心理職にとって、国家資格の成立はさまざまな点で転機になると思われる。

本稿では OD にかかわっている数少ない心理職のひとりとして、そこで得られた経験について、いくつかの視点から述べることにする。それは OD の要素であるポリフォニーやリフレクティングプロセスについての、経験的解題になるだろう。

2 当事者から知らされる

1995 年のセンター開業以来、保険診療では扱えない、いわゆる医療化が困難な問題を対象とするように心がけてきた。それは開業心理相談にとってもっとも重要な経済的基盤の確保のためである。15 人近いスタッフとともにセンターを維持し続けるためには、精神科医療と明確に援助対象を分けることが前提となる。相談料だけが収入ということは、クライエント数の確保が必須条件となる。医療保険の対象となる疾病・障害であれば支払う金額は 3 割負担で済むのに、保険制度の外部であるセンターではその 10 倍近いセッションフィーを支払わなければならない。この厳然たる事実は開業心理相談の宿命でもある。そのためには本人だけでなく、周囲で困っている家族もひとしくクライエントであるため、現在来談者の 4 割強を家族が占めている（表 1）。また、アディクションはもとより、DV や虐待、子どもからの暴力、性暴力、ハラスメント、ひきこもり、さらには親子・夫婦など家族関係にまつわる問題を対象とすべく、執筆活動も含めてカウンセリングへのニーズを積極的に掘り起こしてきた。その結果、医療機関には登場しないが、多くの人たちは多様な問題を抱えて援助を求めているという現状が明らかになった。2018 年の 11 か月の主訴一覧を参照されたい（表 2）。

最初に OD を知ったのは 2011 年のことである。ある大規模なアディクシ

表1 原宿カウンセリングセンターへの来談者（2018年1〜11月、計569人）

	本人	家族	
女性	252	169	
男性	92	56	
計	344	225	総計 569

表2 原宿カウンセリングセンター来談者の主訴（2018年1〜11月、計569人）

夫婦関係	88	家庭内暴力被害者	4	ギャンブル	5
親子関係	95	家庭内暴力加害者	1	借金・浪費	13
その他の家族関係	20	家庭暴力心配者	0	PTSD	15
職場の人間関係	13	虐待被害者	8	性被害	7
学校の人間関係	1	虐待加害者	2	性加害	4
恋人関係	16	虐待心配者	1	性加害被害心配者	1
その他の人間関係	1	子育ての悩み	5	生き方	13
摂食障害	24	不登校	13	ハラスメント	5
アダルトチルドレン	68	引きこもり	7	統合失調症	0
共依存	5	うつ	23	統合失調症以外精神病	4
DV被害者	29	自傷	2	盗癖	7
DV加害者	22	アルコール依存症	12	その他	21
DV心配者	3	ドラッグ	11		
				計	569

ョンの当事者の集まりに参加した際に、休憩時間にひとりのアルコール依存症回復者と話をした。「すごい治療成績の方法が北欧で生まれたのを知ってますよね、オープンダイアローグって言うんですよ」と彼が教えてくれたのである。専門家・援助者よりはるか先を当事者が歩んでいることはアディクションの世界では珍しくもないが、初めてODという言葉を教えてくれたのも当事者だった。「教えてくれてありがとう」と礼を言ったのだが、それが統合失調症の治療法であると知った時点で、医療化を避けてきた筆者にとって、内心では対象外のテーマ、対岸の出来事だとしか思えなかったのである。その後の燎原の火のようなODの展開に対しても、精神科医療の構造を根底から覆し薬物療法を無効化するような方法に多くの精神科医が注目することは、自分で自分の首を絞めるようなものではないかという醒めた思いすら抱いていたのである。

3　突破口としての期待

　このように OD への関与など夢にも思わなかった私だが、2015 年、ある心理職向けの雑誌で斎藤 環さんと対談する機会があった（斎藤・信田 2015）。その際、ひきこもりにも親への暴力にも OD が有効だと斎藤さんは語った。センターでもっとも難渋する事例がひきこもりである。来談するのは主として母親であり、稀に父親も来談する。彼女たちのわらをもすがる思いをひしひしと感じるほどに、どうすれば状況を変えることができるかと考えても手持ちのカードはほとんどない。強制力も行使できず、母親の対応を修正することもできずに、無力感に襲われるのだった。拙著『アディクションアプローチ──もうひとつの家族援助論』（医学書院、1999 年）で述べたように、登場しない「不在の本人」への介入はアディクション支援の常態だが、慣れるどころかしばしば行き詰まってしまい、頭を抱えることになる。それまで積極的にひきこもりの問題にかかわってきた斎藤さん自身が語るのだから、ひょっとしてひきこもりの事例に出口があるのではないかと思った。

　OD に関するシンポジウムや研修会に参加すると、必ず感じるのはそこに漂っている何とも言えない熱気である。おそらく従来の精神科医療への突破口になるかもしれないという期待から生まれる熱量なのだろうが、裏返せばどれほど多く援助者や当事者が統合失調症治療に対する閉塞感と無力感にさいなまされてきたかを現している。そのとき筆者が OD に抱いたのは、長年センターで抱いてきたひきこもりに対する深い無力感ゆえの、突破口への期待だった。医療の内部と外部というまったく異なる現場であるが、OD に抱いた突破口としての期待は、同じものだったのだと思う。

　同じ心理職であるセイックラが述べる言葉、OD は単なる方法論でもなく技法でもない、これは哲学だ、に深く首肯するものであるが、筆者が OD にかかわってみようと思ったのは、ぴくりとも動かない現状に対する「変化」「効果」を願ってのことだった。

4　家族との先行するつながりと介入

　現在 2 事例の OD を実施中であるが、ひきこもり状態の 20 代女性と 30 代男性の自宅を訪問している。事例 1 は、OD のチームは医師 2 人名、ソーシャルワーカー 1 人（以上男性）と筆者の 4 人であり、事例 2 は筆者を含む 3 人の公認心理師・臨床心理士の女性とソーシャルワーカーの男性の 4 人である。守秘義務もあり、事例 1 に関してのみ概略を記すが、長年精神科医をはじめとする援助者に対して深い不信を抱きひきこもっていた重度の強迫性障害の 20 代女性は、OD を契機に、長年顔も合わせなかった母を自室に入れ、定期的に会えるようになった（信田 2016）。外出が可能になり、リファーした精神科医を定期的に受診し服薬できるようになった。さらに演劇に出かけたり美容院に行き、ペットを飼うまでに至った。現在は週に 2 回ほど犬の散歩に出かける日課で、強迫行動はほとんど消失し、摂食障害が代わって浮上している。自殺の危機さえあったことが想像できないほどの変化だと思われる。本人も母親も OD に関して深く信頼を寄せており、現実的制約から 2 か月に一度という頻度の実施であるが、毎回見られる変化には驚かされ勇気づけられている。

　事例 1 は、さかのぼること 3 年以上にわたる母親の来談があった。筆者との個人カウンセリングでは、娘への対応の可能性を探り、できれば援助機関につなげようと試み、いっぽうで母親自身を支えることを行ってきた。しかし悪化するいっぽうの状態に打つ手もなく行き詰まっているときに、思い切って母親に対して OD 実施の打診をしたのである。

　事例 2 も、2 年前から母親の来談があった。高学歴でひきこもっている長男に対して、すでにさまざまな援助者を巡った末のことであり、慎重に相談しながら OD 実施に踏み切ったのである。2 事例に共通していたのは、あらゆる手段を尽くしていること、その結果本人に根深い精神科医療とそこから始まる援助者すべてへの不信感・拒否感があること、状況が危機的である（自殺の怖れ）ことなどであった。

　母親が事前に OD についての十全な知識を有するようにオリエンテーションを行うこと、そして OD が良きものであるという信頼を筆者と共有するこ

とはもっとも重要な前提である。その上で他の家族（夫、同胞）と情報を共有し、OD 実施のタイミングをカウンセリングをとおして図るのである。このあたりは、筆者がもともとアディクション臨床の経験から培った介入のタイミングと共通しているので、それほど違和感はない。OD に関して本人とのインフォームドコンセントをどうするかも、母親とカウンセリングをとおしてリハーサルを行ったりしたのである。

このように、OD 実施に至るまでの事前の家族介入、家族への心理教育的アプローチは欠かせないだろう。フィンランドとは違い、いまだ地域精神保健に組み込まれていない日本では、保険医療制度の外部に位置づけられる諸機関（開業心理相談機関、NPO 法人、教育相談センター、地域包括支援センターなど）と連携する必要があるのではないだろうか。特に、医療機関とは接点のないような問題（暴力やひきこもり等）においてはこのような視点は必須だろう。OD に対する知識を共有することで、キーパーソンである家族（ほとんどが母親）を巻き込んだ綿密な相談援助活動と介入が必須だろう。

それは、OD 実施チームのひとりが、家族と実施をめぐる協働関係を持つことを意味する。24 時間以内にチームが始動するような体制を望めないとすれば、家族が相談につながる可能性のある上記の諸機関などを基盤としてOD を始動するのがもっとも現実的ではないだろうか。実践のためのシステム構築が未整備な日本にあっては、医療機関に近接する福祉・教育関連の諸機関や、センターのような開業心理相談機関の関係者がOD にとりくむための情報を共有し、とりあえず実施に漕ぎつけて実践例を共有していくことを最優先すべきだと考えている。

5　OD 実施における権力関係

今後日本で実践される OD の場合、医療関係者の関与が大きい。また精神科医療に限らず、医療の世界が厳然たるヒエラルキーに満ちていることは残念ながら事実である。OD 実践のチームにおいて、それをどのようにクリアするかが隠れた課題になるだろう。ふだん「○○先生」と呼（んでいる）ばれる関係が、OD の場面では対等なものに切り替えられるのは簡単ではない。

もうひとつは、本人や家族にとってふだんは主治医である人が、透明性を担保された対等な存在として登場するとすれば、その場は願ってもない「お近づき」の機会となるだろう。ふだん診察室で短時間しか会えない精神科医が訪問してくれ、自宅でたっぷりと対面することはこの上なく稀有な事態だからである。ODの場面で出会う医師との関係は、診療行為における医師・患者という二者関係とは異なる。この相違・対比をどのように本人の回復・治癒のために生かしていくかが、当面日本では隠された課題となるだろう。透明性ゆえに患者からの依存性が高まったりする可能性もあるかもしれない。

　しかし、視点を変えれば、ODは保険診療という医療の場と接続しながらも、そこにあるヒエラルキーを対等で民主的な関係へと更新することを迫る方法であるともいえる。日本でOD実施に熱意を持って取り組む援助者たち（なかでも精神科医たち）は、自らの持つ権力性に対して自覚的であるに違いない。センターにおけるカウンセリングにおいても、一対一の相談・援助関係は、ヒエラルキーほどの階層構造ではないものの、一種の権力関係が発生しやすい。そのことがもたらす効果は言うまでもないが、ODにおける関係はそれらを更新するものである。

　おそらく従来の二者関係を基本とする心理療法、相談援助活動を基本とする人たちにとって、ODはおそらく一種のパラダイム転換をもたらすに違いない。そのことを直感してか、臨床心理士はODに対して独特の距離を置いてきたように思われる。しかしながら、精神科医はもとより筆者のような臨床心理士にとっても、治療・援助関係における権力性が解除されることは、実は心地よいことなのである。次にそれについて述べる。

6　ODは楽しい──お任せと一対一からの解放

　あまり語られないが、ODを実施することで得られる満足感を記す必要があるだろう。しばしば心理療法において、実施する側の満足感はそれほど重要視されず、転移・逆転移という言葉で表現されて好ましくないものとして扱われてきた。しかしこのような既成の知識や刷り込みを転換するような感覚（それは快楽と呼んでもいいほどだ）をOD実施によって得たのである。

それはセンターでの開業心理相談においてこれまで感じたことのないものだった。

　センターでは 4 つのグループカウンセリングを実施している。DV 被害者、共依存、アダルトチルドレン、父親をそれぞれ対象とするもので、開設当初からもう 20 年以上継続している。一対一の二者関係を基本とする臨床心理士のなかで、このように積極的にグループカウンセリングにかかわっている存在は多くない。毎回グループカウンセリングを実施するたびに、深い満足感を得ることは珍しくない。ところが OD の場合はそれとは別の感覚なのだ。強いて言えば、自分を何かに委ねることから生まれる解放感とでも言おうか。

　開業心理相談とは、筆者にとって責任の重さとの闘いである。クライエントを引き受ける責任、高額な相談料を受け取る責任、スタッフを抱えて経営する責任など、数え上げればきりがない。そして、グループカウンセリングは個人カウンセリングとは別の厳しさが発生する。ひとりの専門家が 10 名近い参加者をファシリテートするのだから当然である。それゆえに発生する感動や満足感はあるが、そこに解放感はない。では OD とは何が異なるのだろう。

　OD は最低 2 名以上の専門家によって実施され、事前の打ち合わせもなく、今この瞬間を大切にしながらその場で組み立てられていく。それは、本人や家族に見られ聞かれるリフレクティングによってさらに新しくなる。最も大きいのは治療者（専門家）の複数性ではないか。ひとりで背負うという重さが、チームで分有することで軽くなる。分かち持つだけではない、率直さや異なるとらえ方が表明され位置づけられることの安心感もそこには付随する。筆者の参加するチームは専門家が 4 名なので、この感覚は毎回強烈なものがある。自分の考えや感想がその場で多様性を帯び変化していくという発見と驚きは、一種の快感でもある。チームのメンバーに委ねることで解放感を得られるたびに、「OD は楽しい」と思うのだ。それを不謹慎と思う人もいるかもしれないが、楽しいのは無責任とは異なる。個人を超えた何かがもたらされるのであり、それは創造性とも通じる気がする。

　アルコール依存症の自助グループ AA（アルコホーリクスアノニマス）には 12 のステップというものがある。ステップ 1 は、アルコールに対して

「無力であることを認める」という言葉が使われている。さらに自分より大きな力「ハイヤーパワー」に委ねる・任せることも大きな要素である。ODで私が得たあの解放感は、ひょっとしてお任せしたからではないだろうか。ふっと肩の力を抜いてチームのメンバーに委ねることはなんと心強いことだろう。どんなことがあろうと残りのメンバーがいる、そこに任せていればうまくいくと思えることは、一対一の個人心理療法・一対多のグループカウンセリングとはまったく異なる経験である。それは臨床における「責任」という概念を書き換える経験のように思われる。ポリフォニーとはこのようなことを含意しているのかもしれない。そんな更新された責任概念が、実施するわれわれに解放と快楽をもたらし、そのことがひいては本人と家族にも望ましい変化をもたらすとすれば、これこそ従来の援助にまつわるパラダイムの大転換ではないだろうか。

7 心理劇とのつながり

もともと筆者にとって、一対一の個人心理療法はアウェーだった。大学院で学んだ集団活動や心理劇がホームだったのである。大学院時代の指導教官である松村康平は、モレノ（J. L. Moreno）が創始したサイコドラマを日本に導入し「心理劇」と命名し、研究・実践活動を行っていた。それこそ毎週のように心理劇に参加し、研究活動もグループも基盤としてきた立場からすると、ODにおけるリフレクティングと心理劇は共通する部分が大きい。心理劇は、舞台・演者・観客・監督・補助自我を5つの要素として、「今、ここで、新しく」を原理としている。多様な技法が存在するが、演者と観客が交代したり、演者間で役割交代するダイナミックな展開が通例である。ODには監督・補助自我といった役割は存在しないが、演者と観客という視点でとらえるとリフレクティングは興味深い。

リフレクティングは演者である4人のチームを、本人と家族が観客として見ていることになる。それは透明（transparent）なままで、何をしようと話そうと、透けてしまっている。語られる内容や応答だけでなく、そこで動いている関係性も透けて見えるだろう。この透明性は心理劇においては重要

な要素である。演者たちは、演じた後で感想を観客からフィードバックされる。その内容が演者の経験に付加されることで、見られる自分を知ることになるのだ。演者と観客の感じ方は多様であり、そこには主役も脇役もなく全員が位置づけられる。このような心理劇で得られた感覚と OD のポリフォニーはつながっている。筆者にとって心理劇は「楽しい」ものであることはいうまでもない。

　もちろん複数性には緊張がつきものだし、本人や家族の前ではその場での展開に全神経を集中しなければならない。しかし、じたばたしても全部見えてしまっているという感覚は、やはり解放感としか言いようがない。また複数（4人）であることは、チーム内での細かい演者・観客体験が展開されることを意味する。本人・家族対専門家チームと、チームメンバー間という二重の演者・観客の構造が、リフレクティングにおける重要な役割を果たしているのではないだろうか。

　しかし決定的に OD と心理劇を分かつものは、リアリティである。心理劇は「仮想」であり、あくまで役割をとって演じるのだが、OD は現実そのものである。したがって、専門家チームが本人と家族という"観客"を前に率直に語るというリフレクティングがどれほどラディカルであるか、OD 以外の場でカンファレンスをしないという透明性が要する覚悟を考えると、OD がそれでも楽しいということがどれほどすばらしいことかがわかる。

　心理臨床の世界では避けられてきた専門家・援助者が「楽しい」ということの重要性を、多くの同業者には知ってもらいたい。打ち合わせもなく筋書もない、その場で対応するという OD にかかわりながら、あらためて「いま、ここで、新しく」という心理劇の実践によって培われた経験の重要性を認識する思いだ。準備などせず、その場で即興的に行うことが最善であるという確信、「きっとうまくいく」という自信は、心理劇から得られたものだからである。

8　「採算が合うか」という視点

　OD に関して、どうしても触れなければならないのは採算の問題である。

専門家の複数性、本人・家族メンバーの複数性は、一対一に要するコストをはるかに超えるだろう。訪問の場合は、そこに交通費や出張費も加わる。日本で家族療法が1980年代をピークとして盛んに実施されたことがあるが、やはりその場合も採算の問題が大きなネックとなったことを思い出す。

　筆者のかかわっているODの場合は、カウンセリング料金より少し増額したセッションフィーに設定している。それは保険診療をはるかに超える金額であり、それを支払える経済力のある人にしか実施できないのも事実である。しかし、往復の時間を加えればトータルで5時間以上を要することを考えても、決して高額ではないと思う。センターに来談して実施したとしても、センターのスタッフか外部の専門家を依頼するかで、さまざまな違いが生じる。

　もともとセンターのような開業心理相談はシビアな採算ベースを意識せざるを得なかった。心理療法や臨床心理的援助のなかには、効果が認められているにもかかわらず保険適用外である方法はいくらでもある。多くの場合、病院勤務の臨床心理士がそれほど高くない時給の勤務時間内で実施しており、実質無料化しているものもある。

　センターはなんとか25年間生き残ってきたが、日本臨床心理士会による調査によれば、開業心理相談だけで生計を立てている臨床心理士はわずかで、多くがスクールカウンセラーや病院勤務を兼ねている。長期的不況やデフレ傾向が顕著になった現在、そんな傾向は変わることがない。カウンセリングの料金が支払えない人たちが、保険診療のクリニックに殺到しているのが現実なのである。引きこもりや暴力の問題で困っている人にとって、一定程度の料金を支払わなければ、精神科医療以外の援助を受ける道がないとすれば、それをどう考えたらいいのだろう。筆者らの開業心理相談の生き残る道と、ODの採算ベースの問題は深くつながっているように思う。

　現実的に、センターの業務のなかにODを組み込むことは、カウンセリング料金設定からはかなりの高額にならざるを得ないことは明白だ。来談不可能な本人への訪問によるODであれば、勤務外の時間を割き出張することになる。本稿で述べてきた2事例は、いずれも夜間の訪問であり筆者にとって相当の体力を要するため、その意味と目的に対する熱意がなければ到底実施できないことも事実である。

今後ひとつの可能性は、統合失調症を中心とした治療システム、さらに地域精神保健といった枠組みを超えることではないだろうか。公的機関からの助成が見込まれるのであれば、採算を考えることなく OD が実施できるのではないだろうか。

　公認心理師という国家資格ができ、われわれ心理職の職域も拡大することが望まれるが、医療近接の教育・福祉といった領域に可能性をみたい。教育相談や福祉事務所、地域包括支援センターといった公的機関は、採算を考えずとも OD が実施できるはずだ。虐待問題で注目されることの多い児童相談所はもちろんのこと、家庭訪問を通常業務で実施している機関において、OD の導入はそれほどハードルが高くないだろう。

　医療保険を中心として採算の基盤を求める方向性は、広義の医療化によって OD が包摂される危惧を生む。そして医療のヒエラルキーによってあの解放感に満ちたポリフォニーが空洞化することはないだろうか。

　このように採算という視点から OD 実施の障壁を挙げれば限りがない。しかしめざましい効果があることが明確なのだから、今実施できるように工夫していくことが重要だと思う。OD の原則を大切にしながら、応用することはできないだろうか。たとえばセンターで取り入れているのは、これまで実施してきた夫婦面接や親子面接において、2 名のカウンセラーが担当してリフレクティングを実施することである。そうすれば、料金は従来のままで OD「的」な効果が得られるからである。

　基本的なトレーニングを修了した人が今後も増加が見込まれるとすれば、精神保健領域以外にも OD を実施できる人が広がることを期待したい。

9　おわりに

　開業心理相談の場には、医療も含めて万策尽き果てた人から、まったく援助につながった経験のない人までが訪れる。何より来談者の 40％ が家族であることは特筆すべきだろう。ひきこもりや暴力の問題で困り果てた家族とお会いする際に、この人たちに OD を実施したら大きな変化があるだろうと思う機会が増えている。しかし本稿で述べてきたような、実施に漕ぎつける

までの関門は大きなままだ。確実に効果が見込めることがわかっているのにそれが妨げられていることは、実に残念である。

　本稿では、開業心理相談機関を運営する立場、そして公認心理師・臨床心理士の立場から、ODの意義とそのもたらす効果について述べた。さらに今後日本でODが定着するために必要な点に関してもいくつかの提言を試みた。書きながら、誕生の地フィンランドに比してさまざまな実施条件の困難さを再認識させられたが、それでもなお実施する「楽しさ」を強調したい。ODのもたらす効果は言わずもがなだが、われわれ実施する側が「楽しい」ことがどれほど重要かを最後に述べておきたい。それこそが何よりの希望を与えてくれると信じている。

文　献

信田さよ子（2016）「それはかつて味わったことのない、心の底が温かくなるような体験だった——「見る／見られる」関係を刷新するリフレクティング」『精神看護』第19巻第3号、211-216頁

信田さよ子（2017）「心理職はなぜオープンダイアローグを避けるのか？」『N：ナラティヴとケア』第8号、39-43頁

ローズ、ニコラス（2016）『魂を統治する——私的な自己の形成』堀内進之介・神代健彦監訳、以文社

斎藤環著・訳（2015）『オープンダイアローグとは何か』医学書院

斎藤環・信田さよ子（2015）「巻頭対談」『心理臨床の広場』第8巻第1号、1-8頁

セイックラ、ヤーコ／トム・エーリク・アーンキル／髙橋睦子／竹端寛／高木俊介（2016）『オープンダイアローグを実践する』日本評論社

矢原隆行（2016）『リフレクティング——会話についての会話という方法』ナカニシヤ出版

III オープンダイアローグと地域精神医療

5　地域精神医療と
　　オープンダイアローグ

下平美智代

1　はじめに

　現代医療は世界的に「地域医療」がベースとなっている。欧米においては精神医療も地域が中心であり、二次医療機関である精神科専門病院は急性期医療を担い、フォローアップや維持的な治療ケアはメンタルヘルスセンターやクリニックなどが提供する。日本では、長らく施設収容型の精神医療が続いていたが、ようやく 2004 年に「精神保健医療福祉の改革ビジョン」が示され、「入院医療中心から地域生活中心へ」との基本方針が打ち出された（厚生労働省精神保健福祉対策本部 2004）。ただ、日本の精神科病床数は依然として人口千対 2.7 床と多く（脱施設化した国では 1.0 床未満）、これには長期在院者の病床が含まれているという報告があり（OECD 2014）、地域移行はまだ途上であることがわかる。

　オープンダイアローグの初期の取り組みは、1980 年代にフィンランドの長期在院者の地域移行を含めた医療改革の時代に始まった。現在では、ケロプダス病院の対象区域である西ラップランド保健圏域において、地域精神医療のシステムとして展開されている。このシステムの際立った特徴は、精神科にコンタクトした人が医師の診察ではなく、まずは「治療ミーティング（treatment meeting）」に参加することがスタンダード・ケアであり、制度上もそれが可能となっていることである。治療ミーティングは 2 名以上のスタッフがファシリテーターとなり、患者本人と家族など患者にゆかりのある

人々（social network member）が招かれ、一緒に話し合いをする。話し合いと言っても通常イメージされるディスカッションとは異なり、他の人の話に対するコメントや応答はあるものの、'一度に一人（one at a time）'（アンダーソン 2001: 60）が話をすることで、それぞれが十分に話すことができ、お互いの話を聴くことができる場となっている。

　筆者は2014年9月に初めてケロプダス病院を訪れ、病院の敷地内にあるアパートメントに5泊6日滞在し、複数の治療ミーティングに同席する機会を得た。ヤーコ・セイックラ（Jaakko Seikkula）らの著した論文と現地で実際に治療ミーティングに同席した体験から、この治療ミーティングは、ミーティングのあり方そのものが治療的（therapeutic）なセラピーとしての側面と、患者や家族のニーズを知りそのニーズに合わせた治療やケアについて話し合うケア会議としての側面を併せてもっていることを知った。こうしたミーティングが、患者や家族が出会う最初の精神医療であることから、この地域の人々にとって、精神科受診の敷居は低く、アクセスしやすい公的なサービスの一つとなっている。2014年の筆者の滞在時に様々な話をしてくれた心理士タピオ・サロ（Tapio Salo）は、「ここでやっているのは普通の精神医療です。違いがあるとすると、治療ミーティングをしていることです」と言っていたが、公的な精神医療の枠組みで治療ミーティングを最初に行う体制を創り上げたことは特筆に値する。

　本稿では、まずは、ケロプダス病院内で始まった取り組みが、西ラップランド保健圏域における地域精神医療のシステムに発展していった経緯について概観する。次に、このシステムの要である「治療ミーティング」のあり様について詳しく触れ、「治療ミーティング」を第一優先として実施することを支える組織的な体制について解説する。

2　脱施設化の流れの中で

　ケロプダス病院でオープンダイアローグの初期の取り組みが始まったのは1980年代前半である。1980年代、フィンランドのメンタルヘルス施策は入院中心の施設収容型の医療から地域生活中心、つまり患者が地域で生活しな

がら必要な医療とケアを受けるあり方へと転換していった。公立の精神科専門病院であるケロプダス病院は国家による精神科病床数削減の政策を受け、長期在院者の治療の見直しと地域移行を進めていくことになった。「外側からのプレッシャーと内側からの問題意識の両方が病院の変革を後押しした」と、1980年代に入職し、この病院の変遷をつぶさに見てきた心理士タピオ・サロは語っていた。サロによると、1980年代当時、ケロプダス病院の入院病床は164床あり、慢性期の長期在院者が多数を占めていた。当時、この病院では、ヤーコ・セイックラ（Jaakko Seikkula）、カウコ・ハーラカンガス（Kauko Haarakangas）、マルク・ステラ（Markku Sutela）といった3名の心理士、ユルキ・カラネン（Jyrki Keränen）とビルギッタ・アラカレ（Birgitta Alakare）の2名の精神科医、そして、イルッカ・ヴェーカペラ（Ilkka Vehkaperä）とテルマ・ヒーナラ（Telma Hihnala）の2名の看護師という合計7名の熱意のある異なる職種から成るグループが形成されていた。彼らがオープンダイアローグの草創期のメンバーである。彼らは、「治療困難」とされ長期在院となっていた患者たちの治療について改めて検討した。そして、彼らは患者の話を聴くということを始めたのである。

3　家族は重要である

　1980年代といえば、統合失調症は「脳の病気」であるという仮説が提示され、いわゆる「生物学的精神医学」が台頭し始めた頃である。草創期メンバーの一人、精神科医のカラネンも、「精神病は全て脳科学で説明がつく」と言っていたという。一方、心理士のセイックラは、「そんな考えはバカげている」と反論していた。このように考え方の違う彼らの間に、ある共通の認識がもたらされた。それは、「家族は重要である」という認識だった。以下はタピオ・サロの述懐である。

　　私たちが取り組みを始めた頃、既に20年間も入院していた男性がいた。その男性と話をすると、彼は20年前に初めて精神科医に会ったことなどをよく覚えていて、涙を流しながら当時のことを語った。どうしてそ

ういうことが起こったのかというと、母と姉妹が彼に会いに来たからだ。このことで、私たちのなかには、家族が大事なのだという理解が強まった。(2014 年 9 月 19 日のインタビュー)

以下は草創期メンバーの一人、精神科医ビルギッタ・アラカレの語ったこととして、看護師のミア・クルティ(Mia Kulti)より、2017 年 2 月のケロプダス病院再訪時に聴いた話である。

この地域は統合失調症の人が多かった。精神疾患だけでなく病気の多い地域だった。60 年代、70 年代は、精神科病院に家族が患者をつれてきておしまいだった。家族は本人が病院に入ってしまえば関係が終わってしまうかのような状況だった。当時、医療従事者は、その人に幻覚が現れている間、話を聴いてはいけないというのが常識だった。投薬をし、幻覚がなくなったところで初めて話をする。しかし、私たちは彼らが見ていること、聴いていることを理解したいと思った。そして、どんな話でもいいから聴こうということになった。この病院でそういう動きが始まった頃、ちょうど南フィンランドのトゥルクでは、アラネン(Yrjö Alanen)たちが、患者の話を聴くということを既にしていた。一つひとつケースは違う、それを聴いていこうという取り組みだった。一人ひとり体験しているものは違う。そこで起きている人間関係も違う。症状として見ていたら同じことも、一人ひとり近づいて聴いてみるとそれぞれ違うということがわかる。たくさんのことが入り組んで発生している。一人ひとりに近づくほど、一人ひとり違うということがわかってきたところで、家族に連絡をとって病院に来てもらうということをした。家族がここに来て話をした。この病院に息子/娘をつれてきたことを昨日のように覚えているし、そこで時が止まっている。ここ(ケロプダス病院)に息子/娘を届けたということは家族にとってすごい体験だった。こうして、家族も含めて一緒に話をしていく、という方向に入っていった。

4 「ニーズ適応型治療」との出会い

　ケロプダス病院では、1984 年 8 月 27 日、フィンランド南部のトゥルク（Turku）の精神科医ユルヨ・アラネン（Yrjö Alanen）とユーッカ・アールトネン（Jukka Aaltonen）のチームによって始められた「ニーズ適応型治療（Need-adapted Treatment）」（Alanen 2009）についての講演会が開催された。タピオ・サロによると、これを聴いたスタッフたちは「こういうことなら私たちにもできる」と思ったという。ニーズ適応型治療では、家族療法のトレーニングを受けた精神科医、看護師、心理士などが 2 人、3 人でチームを組み、定期的に患者と家族を含めミーティングを実施する。治療チームは、患者の症状を抑えることにではなく、患者の話を聴くことに注力し、抗精神病薬も入院も必須とはせず、個別ニーズに合わせて治療法を提案する。このニーズ適応型治療が、まずは家族や関係者を含めてミーティングを行うというオープンダイアローグの取り組みの原型となった。ビルギッタ・アラカレによると、「患者や家族が病院にコンタクトしたとき、まず治療ミーティングをする、というのはどうか？」と最初に提案したのは、「精神病は脳科学で全て説明がつく」と考えていた精神科医、カラネンであった。それを実行することで新規入院は 4 割減少したという。

　患者やその家族とのミーティングを治療の中心に据えるという院内での取り組みは、患者の回復やネットワークの再構築を助け退院につながった。やがて新規の患者を受け入れるとき、ケロプダス病院スタッフは病院の外に出て、患者や家族の自宅、市街地にある福祉事務所や学校などに出向きミーティングを行うようになっていった。ケロプダス病院のこうした取り組みにより西ラップランド保健圏域における新規入院者は減少し、病床の多くが不要になった。統計的には 1983 年に人口千対 4.0 床あった西ラップランド保健圏域の精神科病床数は 1992 年には 0.8 床まで減少し（伊勢田 2015: 64）、フィンランド国内でもいち早く脱施設化を完了したのである。

5　治療ミーティング

　治療ミーティングは、2名以上のスタッフがファシリテーターとなり患者や家族あるいは関係者らと行うミーティングである。治療ミーティングでは、スタッフ側が話の進め方を予め設定したり、方向性を決めるということはなく、むしろ、その場で出された話に沿って質問したりコメントしたりしながら話の奥行を広げていく。ただ一つの答えを求める話し合いが閉じていく会話だとすると、治療ミーティングのあり方はまさに開いていく会話の場である。2014年にタピオ・サロが提供してくれたレクチャー資料には、治療ミーティングのゴールについて次のように記されている（Keroputaan sairaalan poliklinikka 2014）。

- ダイアロジカルな会話を促すこと（Facilitating dialogical conversation）
- 共通の理解を築き上げること（Building up shared understanding）
- ニードに適したプランを創り上げること（Creating a need adapted plan）

　ミーティングをファシリテートするスタッフはそれぞれ、専門職としてのトレーニングに加えて心理療法（家族療法）のトレーニングを受けている。これにより、スキルというよりは共通の治療的な姿勢（考えや態度）を持っているように見受けられる。例えば、タピオ・サロが提供してくれた資料には、ミーティング参加者それぞれの観方や感じ方は等しく価値があること、誰もが自分の観方や感じ方を表現する権利を持つこと、誰もが他の人の観方や感じ方について耳を傾ける義務があるのだという考え方が治療ミーティングの指針として示されている。ミーティングにおける話し合いは、前述のように、議論をするわけではなく、一度に一人が話をして、次に別の人が話をする。参加者は他の人の話にコメントしたり異議を唱えたり、感情が表出されたりすることもあるが、スタッフたちは参加者それぞれの観方や感じ方とその表現を尊重する。そのような中で、参加者それぞれがそれまでとは違う視点から状況を見つめ、新たな気づきを得たりするのである。

2017年2月13日にケロプダス病院を再訪した折に話をしてくれたミア・クルティは治療ミーティングについて次のように説明していた。

> 何らかのきっかけがあって病気が始まっています。それに関わっている人たちがいます。しかし「私が悪かったのかしら？」など誰が悪いということを話すわけではありません。家族同士で話しているときに、お互いを責めたりすることもあります。スタッフの役目はそこで出されている話題をもっと広げていくこと。視野を広げていくこと。人は一人ひとり違う個性を持った人間であるということが明らかになるようにします。たくさんの声があるのだと、一人ひとりの個性があるのだということを認められる環境をつくること、それがスタッフの役割です。

6 治療ミーティングを優先的に実施することを支える組織的体制

オープンダイアローグの取り組みでは、治療ミーティングを最優先事項として実施する。それを可能にするためのシステムが整備されているのである。以下にそのシステム（体制）について詳述する。

6.1 スタッフは専門職種を超えてセラピストとなる

1984年に「ニーズ適応型治療」を取り入れてからは、主だったスタッフは家族療法のトレーニングを受け、そのスタッフが家族療法セラピスト養成講座のトレーナーの資格も取得し、スタッフたちが院内で家族療法のトレーニングを受けられるように講座づくりを行った。これは、3年間の公式なカリキュラムに基づく講座で、最後まで受講すると修了証が発行され、それを国の中央機関に登録すると、公式な資格を備えたセラピストとして臨床活動が行える。この講座を受けられるのは、医師、心理士、教師、聖職者、ソーシャルワーカー、看護師などである。看護師やソーシャルワーカーはその養成課程において心理療法を学んでいないということで、講座を受ける前に1年間の基礎コースを履修するようになっている。ケロプダス病院ではその基

礎コースを「オープンダイアローグ講座」と呼んでいる。3年間の家族療法セラピスト養成講座は 1989 年から第1期が開講されており、2014 年9月に筆者がケロプダス病院を訪れたときには9期目が開講されていた。1989 年から 25 年間の取り組みにより、専門職スタッフの9割がそれぞれの専門資格に加えてセラピストの資格を有していた。

　ケロプダス病院の中堅看護師でセラピストでもあるティモ・ハラニエミ（Timo Haaraniemi）は、この家族療法セラピスト養成講座はオープンダイアローグという取り組みの土台であると語っていた。医療の質はスタッフの知識や技術だけではなく治療姿勢や考え方に左右される。この教育により、スタッフは共通の知識や技術を学ぶだけではなく、対話的な治療姿勢を身につける。スタッフの対話的な治療姿勢が患者や家族に安心感を与え、治療継続や予後に少なからぬ影響を与えていると考えられる。

　さらに、スタッフが同じトレーニングを受けることで相互の親しみや信頼感が増し、職場内の人間関係やチームワークを良好に保つことに寄与していると考えられる。筆者が 2014 年9月にケロプダス病院を訪れて複数のスタッフにインタビューしたとき、彼らは異口同音に職場の人間関係がとてもよく働きやすいと語っていた。

　また、9割のスタッフがセラピストの資格を有することで、医師の診察がなくても、薬物治療が提供されなくても、ケロプダス病院側は治療ミーティングを「セラピー」として自治体に報告し、費用を請求することができる。スタッフがその専門職種を超えてセラピストになることは、西ラップランド保健圏域の精神医療において「まず治療ミーティングを行う」ことを経済的にも可能にしているのである。

6.2　「7つの原則」とそれを支える体制

　ヤーコ・セイックラらにより、オープンダイアローグの「7つの原則」が、患者の良好な予後に貢献すると考えられる支援の因子として提示されている（Seikkula et al. 2006）。それらは、1) Provision of immediate help（迅速な支援提供）、2) A social network perspective（治療初期から家族など本人のネットワークを含めること）、3) Flexibility and mobility（柔軟性と機動性）、

4）Responsibility（責任）、5）Psychological continuity（心理的連続性）、6）Tolerance of uncertainty（不確かさに耐えること）、7）Dialogism（対話主義）である。

　これら7つの原則は、少なくとも4つの意識的な体制づくりによってその遂行を支えられていると考えられる。それらは、【1】24時間のオンコール体制、【2】患者ごとの個別担当チーム制、【3】アウトリーチ可能な体制（チームは必要に応じてどこにでも出向く「モバイル・チーム」である）【4】スタッフのトレーニングシステム（家族療法セラピスト養成講座）である。

【1】24時間のオンコール体制

　ケロプダス病院は公立の精神科専門病院であり、二次医療機関に相当する。通常であれば、フィンランドでは、プライマリケア医の紹介がなければ二次医療機関にかかることはできない。しかし、ケロプダス病院では、プライマリケア医を介さずに地域住民の誰もが直接コンタクト可能な24時間対応の専用電話番号を公開している。これは、クライシスに陥った当事者やその家族あるいは関係者が速やかに精神科救急サービスにコンタクトできるように意図された体制で、ケロプダス病院の外来スタッフと市街地にある公立の複合クリニックの精神科外来のスタッフがシフトを組み交代でオンコール当番を担い、緊急時には24時間以内に治療ミーティングが開かれるように調整される。この24時間緊急電話のオンコール体制により、「迅速な支援提供」「責任」が担保されているといえる。

【2】患者ごとの個別担当チーム制

　例として、幻覚妄想状態により混乱した息子の父親が24時間緊急電話にアクセスして相談をしたとする。電話に出たスタッフは、父親の話を丁寧に聴きながら緊急性についてアセスメントし、すぐに治療が必要であると判断した場合は、電話をかけてきた相手（この場合は父親）といつ、どこで誰を招いて治療ミーティングを行うかを決める。治療ミーティングの場所は自宅である場合もあれば、病院あるいは市街地のクリニックが選ばれる場合もある。また最初から本人のネットワークのメンバー（家族メンバーだけでなく、

親友、恋人、支援者等）がミーティングに招かれるが、強制されることはない。また、電話を受けたスタッフは、治療ミーティングに参加するスタッフについてもコーディネートする。例えば、患者が以前に精神科治療歴があった場合はそのときに担当したスタッフが治療チームのメンバーとして呼ばれる。患者にとって精神科へのコンタクトが初めての場合は、電話を受けたスタッフは必ずチームに加わり、たとえ患者が入院した場合でも、入院中から退院後も一貫して治療に関わる。この体制により、「責任」「治療初期から家族など本人のネットワークを含めること」「心理的連続性」が担保されている。

【3】 アウトリーチ可能な体制

地域精神医療は従事者がアウトリーチ可能な体制を持たなくては成り立たない。ケロプダス病院では、病院の外来で患者がやってくるのを待つのではなく、スタッフが必要に応じて動ける体制をつくった。緊急電話を受けたスタッフは24時間以内に治療ミーティングを開くようにコーディネートするが、ミーティングを行う場所は、患者や家族の状況や希望に応じて決める。自宅が選択されることもあれば、地域の福祉事務所や学校の保健室が選ばれる場合もある。スタッフは自分のスケジュール管理を自分で行っており、いちいち上長の許可をもらうということはない。その時その場のスタッフ個々の判断で決定し動くのである。こうした体制により、「迅速な支援提供」「責任」「柔軟性と機動性」が担保されている。

【4】 スタッフのトレーニングシステム

前述のとおり、ケロプダス病院の院内で開講されている家族療法セラピスト養成講座がスタッフ共通のトレーニングである。この家族療法セラピスト養成講座は実質、治療的な対話の場を持つためのトレーニングを行う講座である。このトレーニングによって、スタッフは共通の治療姿勢を身につける。このことが、オープンダイアローグの治療ミーティングそのものが「治療的（therapeutic）」であることを可能にしている。「7つの原則」にある「不確かさに耐えること」「対話主義」は、オープンダイアローグにおける「対話」

の質を規定していると考えられる。それは対話が閉じていかないように開いていくようにするために必要な要素であると言えるだろう。

「不確かさに耐えること」は日本で一般的な医療現場に長く身を置いた専門職ほど理解するのも実践するのも非常に難しいのではないかと思われる。急性期の差し迫った状況であればあるほど、専門家も家族も事態をなんとか収拾したいと焦るだろう。しかし、いま、ここで起こっていることは誰にとっても初めてのことであり、どうなっていくのかは経験してみなければわからない。専門家は自分が「知らない」ということを自覚し、対話の中から何かが明らかになってくるまで耐えなければ、専門家がただミーティングを主導し結論を出す閉じていく話し合いになってしまう。ただし、「不確かさに耐える」ためには安全性が確保されなければならない。そのために、治療チームは、患者や家族がクライシスを脱するまで毎日のようにミーティングを行い、患者や家族の安全性に最大限の配慮を行うのである。

6.3　地域のネットワークづくり

　対話を中心とした地域精神医療のシステムづくりは公立の精神科病院であるケロプダス病院の院内での取り組みから始まったが、ケロプダス病院の職員だけの取り組みであれば、現在のように地域に根づいた精神医療のシステムとしては発展しなかったであろう。オープンダイアローグの草創期のメンバーたちは、自分たちが出向いて行くことも含め、日常的にネットワーク・ミーティングを開催しながら地域の行政機関や他機関の人々と協力関係を築いていった。院内で開講されている家族療法セラピスト養成講座は病院職員だけではなく、地域の他の機関のスタッフも受講することができる。

6.4　自分たちの取り組みを見直し、更新していく

　オープンダイアローグはその初期の取り組みが始まった1984年以降、患者や家族のニーズに合わせて、また新しいスタッフの新しいアイデアを取り入れながら変化し続けているように思われる。家族療法セラピスト養成講座の院内における開講は1989年、24時間の緊急電話対応は1992年に開始された。2000年代に入り、児童・青年期外来が始まり、病院のセラピストが

学校の保健室でオフィスアワーを設け、スクールナースが介在する中、生徒の相談を受ける活動も行っている。また、治療ミーティングや病院運営に当事者の声を取り入れる試みとして、「経験専門家」の養成講座が 2014 年に開始されている。

　組織としての取り組みが更新されていっているだけではなく、スタッフ個々のセラピストとしての成長もある。セラピストたちは治療ミーティングのセッションだけではなく、個人精神療法も行うため、それぞれが自分自身の関心に従い自己研鑽のため、アートセラピー、EMDR（Eye Movement Desensitization and Reprocessing：眼球運動による脱感作と再処理法）やエクスポージャー法などのトラウマセラピーの研修を受け、患者のニーズに合わせて実施しているという。実際に筆者は現地で個人セッションにも立ち会わせてもらった。そのセラピストは認知行動療法の研修を受けていると言っていた。

　対話を中心に据えた地域精神医療の取り組みが地域に根づき、長く続いている背景には、必要に合わせて変化していくことを厭わない柔軟性がスタッフ個人にも組織全体にもあるということが大きいのかもしれない。

7　おわりに

　「オープンダイアローグは病院ではできない」という声を聞くことがある。実際には、オープンダイアローグというシステムでは、二次医療機関である精神科病院はクライシス対応やその後のフォローアップを地域精神医療の中で担う重要な機能の一部である。ただし、ケロプダス病院の精神科救急では、治療ミーティングが早期に行われることが第一優先であり、日本の病院の現状とは大きく異なることは確かである。ただ、診療報酬上の制約から、昨今の日本の精神科救急の現場では入院初期から退院支援に向けた動きをしていくことが求められているため、なるべく早期に家族など関係者を含めたミーティングを行うということの意義は認められやすいかもしれない。一方で、ミーティングをするという形だけが採用されると、むしろ患者に苦痛を与える場にならないとも限らない。ある人が、「ケア会議と聞くと今でもつらく

なる。たくさんの人に囲まれて、自分がそうしたいと思っていない方向に話が進んでいった。あれはトラウマ体験だ」と打ち明けてくれたことがあった。急性期治療でも長期在院者の地域移行支援でも、かつてケロプダス病院で行われていたように、まずはその人の「話を聴く」ということから始める必要があるように思う。家族やゆかりのある人を入れたミーティングはその延長線上にあるのだと筆者は考えている。被虐待経験やいじめの被害経験によって、複数名でのミーティングに脅威を感じる人もいる。家族メンバーの誰かがその人にとって脅威であることもある。筆者が同席させてもらったケロプダス病院の治療ミーティングでも、セラピスト2名と家族の同席を望まない患者だけで行うセッションもあった。会話を重ねる中で、家族以外のその人にとっての大切なネットワークが浮かび上がる可能性もある。まずは聴くこと、それが対話的な関係性の始まりであると思う。最後にタピオ・サロより提供された資料に記されていたハリー・グーリシャン（Harry Goolishian）の言葉を引用して結語としたい。

"Listen to what people say, not what they mean"
（それが何を意味するかではなく、その人の言っていることを聴きなさい）

文　献

Alanen, Y. (2009) Towards a More Humanistic Psychiatry: Development of Need-Adapted Treatment of Schizophrenia Group Psychoses. *Psychosis* 1: 156-166.

アンダーソン、ハーレーン (2001)『会話・言語・そして可能性——コラボレイティブとは？セラピーとは？』野村直樹／青木義子／吉川悟訳、金剛出版

伊勢田堯 (2015)「フィンランドとベルギーの精神医療改革——発病早期の治療VS長期入院の解消」『こころの科学』第180巻第3号、63-69頁

Keroputaan sairaalan poliklinikka (2014) Toiminta ja avoin dialogi: Liikkuvaa perhe ja verkostokeskeistä työtä.（ケロプダス病院外来「活動とオープンダイアローグ——家族と社会ネットワークを中心にした機動的な活動」、タピ

オ・サロより提供されたレクチャー用パワーポイント資料)

厚生労働省精神保健福祉対策本部（2004）「精神保健医療福祉の改革ビジョン（概要）」http://www.mhlw.go.jp/topics/2004/09/dl/tp0902-1a.pdf

OECD（2014）*Making Mental Health Count: The Social and Economic Costs of Neglecting Mental Health Care.* OECD Publishing. http://www.oecd.org/health/health-systems/making-mental-health-count-9789264208445-en.htm

Seikkula, J., Aaltonen, J., Alakare, B., Haarakangas, K., Keränen, J., & Lehtinen, K. (2006) Five-Year Experience of First-Episode Nonaffective Psychosis in Open-Dialogue Approach: Treatment Principles, Follow-Up Outcomes, and Two Case Studies. *Psychotherapy Research* 16(2): 214-228.

6　オープンダイアローグから学んだことをACTの実践に取り入れてみて変化として認識されたこと

伊藤順一郎・福井里江

1　はじめに

　本章は、Assertive Community Treatment（包括的地域生活支援：以下ACT）に取り組んできた者がオープンダイアローグ（以下OD）のトレーニングを受けて、どのように臨床的な態度が変化してきたか、変化しつつあるかを、筆者の一人（伊藤）の体験に焦点をあててまとめたものである。

　記述にあたっては、ODのトレーニング基礎コースを受講した筆者二人が対話を重ね、その内容をまとめることを基本とした。対話内容は、ODの基礎トレーニングコースを受講する前後で、ACTの臨床がどのように変化したと感じているかに焦点を絞った。

　本章は次のように記述を進める。

1. 本章を書くにあたっての方法
2. ACTとはどういうものと理解してきたか
3. 日本にACTを導入するに際して、何を学び、どのようなことを大切にしたか
4. ODのトレーニングコースを受講して、何がACTと異なると感じたか、どのような特徴をODに見出したのか
5. ACTの臨床にODの対話の要素を導入しようという試みが何をもたらしつつあるか
6. 本章の意義と限界

2 本章の方法

本章は、オープンダイアローグ・ネットワーク・ジャパン（ODNJP）の主催するオープンダイアローグトレーニング基礎コース（2017 年度）を受講した筆者二人のおこなった対話をもとに構成されている。

対話は計 6 時間に及んだ。内容は本章をどのように構成するかに始まり多岐にわたったが、プロセスのなかで、筆者のひとり（伊藤）が OD のトレーニングを受ける前後で、ACT と OD の相違をどのように認識したか、ACT の臨床に対する構えがどのように変わったかに焦点をあてるという方向性が見出され、伊藤が語り手、福井が聞き手となって、対話が重ねられた。対話の内容は伊藤が文章として書きおこし、それを相互に眺めて生じる気づきや連想を共有し、それが次の対話に反映されるという形で進められた。

前提となる ACT の説明については主として伊藤が担当した。日本における ACT の意義についても伊藤の意見を中心に構成しているが、福井との対話の内容も含まれている。一方、OD への認識やその後の臨床上の変化については、両者の対話を媒介として伊藤自身の内的対話が深まり、体験をめぐる新たな言葉が見出されていくというプロセスが展開された。また、それらをまとめるにあたっては、筆者のひとり（福井）がその作成に中心的に関わった「対話実践のガイドライン」（ODNJP ガイドライン作成委員会 2018）を用い、「オープンダイアローグの 7 つの原則」、「対話実践の 12 の基本要素」を参照枠とした。

ACT の臨床に対する構えの変化の対話の際には、事例を通じて語ることが相互の理解を進めるのに役に立ったが、具体的な一事例ではなく、さまざまな事例との体験からなる架空の事例を用い、個人が特定されないよう配慮して対話をおこなった。

3 ACT とはどういうプログラムであるか

ACT とは何かを、筆者の言葉でざっくりといえば、「もっとも重い精神障害をもつ人々でも、地域社会で暮らすことができるよう、多彩なサポートを

展開する、多職種チームによるアウトリーチ活動」ということになる。

3.1 ACT 発祥の歴史

ACT の歴史は、米国の脱施設化の苦労の歴史と共にある。

収容所型の州立精神病院を中心とした伝統的な精神医療は、安定した地域生活が難しい患者を数多く生み出してきた。これらの人々は慢性の精神症状が長期間続く「重い精神障害」をもっている人々とみなされてきた（だから、長期入院もやむを得なかったとみなされた）が、一方で、治療や支援が（したがって財源が）精神病院にのみ集中し、地域社会には積極的に治療や支援をする装置がほとんどなかったために、地域社会での生活が難しくなっているという側面もあった。また、精神病院という場所が、人の生活空間とは言えず、個別の支援よりも集団での管理が優先された場所である弊害として、患者は生活の能力を奪われ、自分で考える機会を奪われ、自分の人生が価値あるものと思えなくなっているということもあった（Goffman 1961）。他方で「精神障害者」というレッテルが「何もできない人々」、「危険な人々」という偏見をあおり、本人の地域社会での居場所が奪われてきたということもあった。

このような処遇を受けた人々は、「脱施設化」の政策のもと、積極的な治療や支援をする装置がない地域社会に一方的に出されると、居場所を失い、また、仲間をつくることもできずに孤立せざるを得なかった。米国では、その挙句、ホームレスとなったり、コカインや大麻など気持ちを和らげるドラッグの常習者になったり、貧困のために罪を犯して刑務所に入ってしまったり、精神病院に再入院を繰り返したりする人々が後を絶たなかった。なかには身体疾患を抱えてしまったり、心理的な外傷体験のフラッシュバックに悩んだりして、自宅から一歩も出ることができない人々も生まれた。

アメリカ連邦政府は、このような状況を打開しようとして、研究費を投入し、地域で患者たちが暮らし続けるためのさまざまな試行錯誤を推奨した。その結果、ウィスコンシン州マディソン市でおこなわれた、「脱施設化と共に、患者だけでなくスタッフも精神病院から地域社会に出て、患者の住み生活をする場に訪問（アウトリーチ）をして、医療を含め生活を支えるさまざ

まなサポートをおこなうプログラム」が、患者の地域生活への定着を促進する成果を上げることが分かったのである（Stein & Santos 1998）。

このようにして ACT の原型が形づくられた。

3.2 ACT のサービスの特徴

「重い精神障害をもつ人々」が地域社会で暮らし続けることができるような治療と支援を行うために、ACT にはいろいろな特徴がある。ACT 発祥の地である米国では、1990 年代に各州政府が財源を確保し、制度として ACT を定着させようとしたために、かなり構造の明確なプログラムとして定義された。

その要点となることを、筆者らも訳者として関わった、アメリカ連邦政府EBP 実施・普及ツールキットシリーズ（SAMHSA 2006）の項目に沿って簡単に紹介する。

- ACT はチームアプローチである

ACT ではさまざまな生活スキルや専門的な能力をもったスタッフが一緒に働くことにより、それぞれの知識や技能が結晶し、利用者のニーズに応じた支援が可能になる。

- ACT のケースロード（受け持ち患者数）は少ない

ACT が 10 人のスタッフによって構成されているとすると、そのチームの受け持つ患者の総数は約 100 名を上限とする。包括的な支援を柔軟にするために、受け持ち患者数は少なくとどめられている。

- ACT はケースを共有する

ACT では数人のスタッフによって構成された個別支援チーム（individual treatment team: ITT）がケースごとに組まれ、ITT が治療や支援を担う。ITT の構成はニーズに応じ柔軟に変化する。

- ACT は支援の責任の所在を明確に保つ

ACT ではニーズに応じた多様な支援をチームが中心となっておこなう。チームの外側の福祉資源を利用したり、身体治療、歯科治療など地域の診療所や病院を利用したりする場合も、そのマネジメントの責任をチームがもつ。

- ACT は生活の場でのサービスをおこなう

ACTチームは、さまざまな苦労や困難のなかでも生活を維持することを支援できるよう、利用者の生活の場におもむき支援を行う。生活の場には自宅ばかりでなく、利用者が良く出かける周辺の地域社会も含む。

- ACT は無期限のサービスである

ACTの支援はあらかじめ期間が限定されてはおらず、ニーズがある限り実施される。その代わり、もはやACTが必要なほどのニーズがなくなった場合は、ACTを卒業してもっと密度の薄い支援に切り替えていくこともある。

- ACT の支援は柔軟におこなわれる

ACTでは毎朝のミーティングで利用者との前日の関わりの情報をチーム全体で共有する。その情報に基づき今日の訪問の計画に修正がくわえられる。日々の支援は、訪問頻度や訪問の内容の変更も含め、ニーズに合わせ柔軟に対応する。

- ACT では 24 時間 365 日の危機対応を準備している

ACTでは24時間オンコール体制をとり、必要なときには夜間・休日も電話による相談や訪問が可能な体制をとる。また、症状悪化や生活上の危機のサインがあがったときには、危機を乗り越えるための対応を素早く行えるよう、チーム全体の訪問調整等を行う。

4 日本に ACT を導入するに際して、何を学び、どのようなことを大切にしたか

筆者（伊藤）が日本でACTの定着を視野に入れた研究を始めた2002年当時、日本では、精神病院の脱施設化は始まっていない（そして、今も状況はそれほど変わっていない）。ACTを実施するということは、「地域生活中心の精神保健医療福祉」をめざす施策のなかで活用する新たな支援システムを開発するという目的があった。そのため、それは(1) 民間精神医療機関でも運用可能であること、つまり診療報酬上に位置づくことが可能な構造をもっていること、(2) 強制的な入院治療の弊害を払しょくし、地域のなかで精神障害をもつ人々が安心して暮らすことの支援ができる装置であること、の

両方を満たす必要があった。とりわけ、入院中心の精神医療システムが厳然とある状況にあっては、(2)を満たすためには、より精神障害をもつ人々に寄り添った支援の思想を明確にする必要があった。

　以下は、そのようななかで、大切に育んできた"支援の思想"である。

4.1　リカバリー

　21世紀に入ってACTに関心を持ち、米国での地域精神保健の発展を見聞きするうちに、大いに刺激を受けた概念がリカバリーである。米国でACTが始められた1980年代においては、ACTとリカバリー概念とはそれほど密接に結びついてはいなかった。けれども、脱施設化が進んで、精神障害をもちながらも地域社会で暮らし続けること、それを支援することがあたりまえになりつつあった1990年代末以降の米国社会では、支援者目線での「治癒」や「軽快」にとって代わって、当事者目線のリカバリーという概念が、支援の指標として語られ始めていた。

　自ら精神疾患の当事者であり、また研究者でもあるディーガン（Patricia Deegan）はリカバリーについて以下のように述べている。

> リカバリーは過程であり、生き方であり、構えであり、日々の挑戦の仕方です。完全な直線的過程ではありません。ときに道は不安定となり、つまずき、止めてしまいますが、気を取り直してもう一度始めればよいのです。必要としているのは、障害への挑戦を体験することであり、障害の制限のなか、あるいはそれを超えて、健全さと意志という新しく貴重な感覚を再構築することです。求めていることは、地域のなかで暮らし、働き、愛し、そこで自分が重要な貢献をすることなのです。(Deegan 1988: 15)

　リカバリーはきわめて主観的な体験であるが、しかし、それは、支援関係を含めた、本人と周囲との相互関係のなかで成立する。地域社会で安心して精神障害をもつ人々が暮らすことの支援をめざすならば、ACTのスタッフがリカバリー概念を理解し、個々人のリカバリーの旅に寄り添う支援がなさ

れているかという観点から自分たちの支援を問い直すことが必要と思われた。利用者の、いまの暮らしや支援・治療についての声に耳を傾け、彼らと共に彼らが求めている生き方を模索する、そこから支援の糸口が見出される、そのようなありかたがACTのスタッフに求められた。

4.2 ストレングス（長所・強み）に注目し、育む

　精神科医のレーガン（Mark Ragins）はリカバリー概念を整理して、支援のなかで見えてくるリカバリーの旅には「希望をもつ」「エンパワメント」「自分で責任をとる」「社会のなかで有意義な役割を果たす」4つのプロセスがあると言う（Ragins 2002）。

　ACTの支援でも、病気を治す、管理するというような発想に代わり、これらのプロセスを共に歩む支援のありかたを確立することが課題となった。

　とりわけ、ACTスタッフと利用者との関係性のなかで、利用者の能力や力を信じ、それまでに発揮されてこなかったその人の強みや長所を伸ばし育む「エンパワメント」のスタンスにスタッフが適切にたてることは、大きな課題であった。この達成にチームは米国カンザス大学のラップ（Charles A. Rapp）やゴスチャ（Rick J. Goscha）の支援を受けて "ストレングスモデル"（Rapp & Goscha 2006）のトレーニングを臨床の日常に取り入れてきた。具体的には、本人の希望や、本人の長所・強み、環境の長所・強みからアセスメントをおこない、その希望の実現のためのプラン作りにはチームで可能な限り選択肢を考えて本人に提示するということを日常的におこなってきた。

4.3 可能な限り、入院を回避する

　個々人のリカバリーの旅を大切に考え、その人のストレングスに注目し、育むという姿勢の帰結として、ACTの支援は、利用者の地域生活が本人にとって価値のあるものとなり、それが危機のときであっても中断することなく継続できるように支援するという方向へ向かう。本人が望まない強制入院は、極力回避するということも、"支援の思想" の視野に入る。

　しかしながら、施策として脱施設化という方針をとっていない日本において、この姿勢を維持することは、それほど容易なことではない。

第一に、本人の不安や緊張が緩みがたく在宅生活が難しくなってきたとき
に、入院に代わり数日の一時休息の場所を確保したくても、その制度がない。
食事つきの短期間滞在の居住場所を確実に運営していくことが制度的に難し
い現状がある。

　第二に、現実には精神病床がいまだ多数存在しているために、地域の支援
者や家族、行政の発想として「危機の状態のときには地域で無理をせず入院
をさせればよいのではないか」という見解が多数派となり、しばしば ACT
の支援方針と相反し、協力を得ることが難しくなる。

　利用者本人が、休息のために自らの意思で入院を希望する場合は、病院と
連携し入院をするということは選択肢に入るが、本人が入院を望まない場合
に、どのように支援を続けるかは、つねに試行錯誤であり、いまだ確固とし
た方針が見出せているわけではない。

　しかしながら、日常的に本人に寄り添い、本人の気持ちを理解しようとし、
不安や寂しさ、恐怖を和らげるように対応をすることが、大きな危機を未然
に防ぎ、生活を維持するために有用であることは、臨床を重ねるなかで確信
をもてるようになってきた。この理解には、イタリア・トリエステの実践か
ら知見を得て学んだことも大きく寄与している（Mezzina 2015）。

　多くの場合「危機」とは症状悪化による精神の混乱である前に、貧困のた
めに今日の生活が立ち行かないことであったり、対人トラブルによる困惑・
失意であったり、さまざまな心的外傷のフラッシュバックであったりなど、
「医療以前」の問題を「引き金」として生まれている。問題の増悪のきっか
けは、単純に服薬のアドヒアランスが悪いことではなく、これらの医療以前
の問題をめぐる苦悩が他者からは受け入れられていなかったり、放置された
りしているところに生まれるのである。

　危機に際して、早いうちからそれを受けとめ、安心感をもたらすような関
わりを続け、生活の場にとどまりながら、いま起きている困難を乗り越える、
そのような関わりをおこなえることが、具体的に入院を回避することにつな
がるということを、チームは身をもって認識してきたのである。

5 ODを学び、その際に何がACTと異なると感じたか、どのような特徴をODに見出したのか

先に述べたように、筆者らは、2017年からODNJPによって主催された、のべ24日間にわたるトレーニング基礎コースを受講した。

その主たる内容は、対話実践における自らのありようを問うものであった。まだまだ学習の途上にあるとの認識はあるが、ACTを実践しているものとして、このプログラムから何を学んだかを、検討することは意義があるのではないかと考え、今回の対話の中心の一つとした。先に述べたように、検討にあたっては「対話実践のガイドライン」の「7つの原則」（表1）を参照枠として用い、整理の記述を試みた。

結論から述べると、ACTを実施している者として、この7つの原則のなかで最も興味深かったのは、「6）不確実性に耐える」と「7）対話主義」であった。

まったく精神保健や精神医療とつながりがない人々との「1）即時対応」は、いまの日本の精神医療システムでは大変敷居が高い。日本の現状は、困っている人々のアクセスポイントは特に都市部では行政、診療所、病院など多数あるが、いずれも「待っている窓口」であることが圧倒的なため、即時対応になっていない。相談支援事業は一つの選択肢であるが、あまりにも財源が乏しく、スタッフ確保が難しい。そして、いよいよ追い詰められ、行動が問題化すると強制入院になるのである。ACTのような多職種アウトリー

表1　オープンダイアローグの7つの原則

1）即時対応	必要に応じてただちに対応する
2）社会的ネットワークの視点を持つ	クライアント、家族、つながりのある人々を皆、治療ミーティングに招く
3）柔軟性と機動性	その時々のニーズに応じて、どこででも、何にでも、柔軟に対応する
4）責任を持つこと	治療チームは必要な支援全体に責任をもって関わる
5）心理的連続性	クライアントをよく知っている同じ治療チームが、最初からずっと続けて対応する
6）不確実性に耐える	答えのない不確かな状況に耐える
7）対話主義	対話を続けることを目的とし、多様な声に耳を傾け続ける

チチームが今後窓口になる可能性はあるが、精神科医がまず患者に会わなければ診療録が作れず診療報酬が取れないシステムのままでは即時対応の普及は難しいままであろう。ACT の場合、一旦登録がなされたのちには、24 時間 365 日オンコールをうたっているので、困りごとに対する速やかな対応は可能になっているが、これは OD の言う即時対応とは意義や役割が異なるものである。

　一方、「3）柔軟性と機動性」、「4）責任を持つこと」、「5）心理的連続性」については ACT でも、大切なこととして掲げてきたので、ほぼ違和感がなく受け入れることができた。「2）社会的ネットワークの視点を持つ」については、利用者が、地域社会で「誰かと共にある」という感覚がもてるのが安心感につながったり、その共にある人々との関係のなかで、多様な意見、意思に支えられることで問題に対するものの見方が変わったりすることが大きな変化であることは、OD に触れながら、改めて強く感じたことであった。ACT は、どちらかと言えば、すでに孤立してしまっている人を対象にしているので、むしろ「ネットワークを再構築する」という感覚のほうが強いが、なおさらこの視点は重要であると感じた。アウトリーチ活動は、漫然としているとしばしば利用者とチームのみの閉じられた二者関係になりがちだからである

　「6）不確実性に耐える」、「7）対話主義」については、従来の ACT にはなかった視点だと言わざるを得なかった。もっと言えば日本の精神医療・精神保健という分野では稀有な視点と言ってもよい。特に「対話することは何かの手段ではなく、それ自体が目的であり、解決はその先に現れるものである」という発想は、きわめて新鮮に感じられた。

　一般的に ACT のスタッフは、自分たちが利用者と関わっている問題を、「明日からのお金がない」とか、「アパート退去の要請が、不動産屋から上がった」とか、「幻聴がひどくて苦しい」とか、「服薬を拒否している」とか、対処を共に考えることを前提にまとめることが多い。また一方では、本人の意思を「働きたい」とか「寂しさを紛らわしたい」とか、「『サトラレ』などの症状に振り回されずに暮らしたい」などの本人の希望としてまとめたりする。このような言葉として、本人の考えや気持ちをまとめながら、ACT の

スタッフは「では、そのためにどのように取り組むか（to do）」という思考で考え始めるパターンを身につけてきたと思うのである。

　これを利用者とスタッフの対話のプロセスととらえると、スタッフは利用者の言葉を聞きながら、理解を進めるように問いを重ねるが、対話の場に一定の方向性をもちこむことをしていると言わざるを得ない。つまり、これは「対話のための対話」とは異なる形である。それが「問題解決（problem solving）」であっても「解決志向（solution focused）」であっても、「目的をもった対話」であり、「共に何かをする（to do）」という方針を見出すための対話だからである（だからといって、それが悪いと言っているのではない。そのようにして仕事をしてきたという事実を述べている）。この文脈の中ではスタッフの役割は、不確実な状況にあって、問題を整理し、どんな小さなことでもいいから、何かできること、対処可能性をふくらますことのできる何かを、対話の中で見出すことである。スタッフに期待されることは、心理教育、認知行動療法、あるいは solution focused approach、ストレングスモデル（のケースマネジメント）など、対処（to do）につながる対話の型を学び、その場の対話を促進するような役割をとることであるといってもよいであろう。

　一方、OD の発想によれば、上述のような本人の意思を聞いたときに、スタッフに求められるのは、自分の中に生まれる感情や考えに耳を傾け、それを言葉として表出すること（to be）である（しばしばリフレクティングという形をとってそれはおこなわれる）。しかもそれは、相手に一定の影響を与えようとして発せられるのではない。あくまで本人とスタッフのあいだにあるスペースにそっとおかれるように（お盆に載せるように）差し出されるのである。同時に、OD では、対話が一対一の場ではなく複数の人々がいるネットワークの場でおこなわれることを基本としているので、その場にいる別の他者（たとえば家族）が、本人の意思やスタッフの言葉を聞いて、何を思い、何を考えたかも話してもらい、それも、そっとスペースにおかれるように（お盆に載せるように）する。そして、これらの対話のなかで、本人の感じたこと、考えたことを再び言葉にしてもらい、スタッフも同様のことをすることが繰り返される。このようなプロセスで、対話の場には多様な視点

が提示されるようになり、それが何らかの方向に収斂されることなく、みなが「不確実性に耐え」るなか、次のセッションまで維持されるのである。そして、不確実性に耐え、多様性を維持する対話を続けるうちに、セッションとセッションとの間に、いままでになかった文脈でのものの見方が本人や家族、あるいはスタッフに生まれ、関係性が変化し、状況がお互いにとって、安心できる方向に変化していくようなのである。

このプロセスで、スタッフに期待されるのは、本人や他者の言葉に表れる感情や考えを尊重し、承認し、そのうえで、自分のなかに湧きあがってくる感情や考えに耳を傾け（内的対話）、それを言葉にすることである。筆者らは基礎コースで自分の感情や考えに触れ、それを「私」の意思として聞き手に伝えるという練習を何度も経験した。これは、スタッフが特別の技術をもった専門家としてその場にいるという感覚を希薄にし、ひとりの人として、今起きている問題に関わるひとりの当事者としてそこにいるという感覚を強めたように思う。

筆者らは、いままでの ACT の関わり方が間違っていたとか、未熟だったとかいうつもりは全くない。けれど、OD を学ぶことで、ACT における関わりの姿勢の選択肢が増えたことは間違いがないと感じている。そのことが ACT の活動を、より安心で安全なサポートを送り届けるものにしたのではないかと期待している。現時点で、まったく客観的なデータがあるわけではないが、OD の対話実践を学んだことで、対等性、協働性ということがより自然な姿になったように思う。それは、専門家としてよりも、ひとりの人としてその場にいる（to be）という感覚が増えたからではないかと考えている。

6　ACT の臨床に OD の対話の要素を導入しようという試みが何をもたらしつつあるか

2017 年から筆者らが受講したオープンダイアローグトレーニング基礎コースの開催前から、筆者（伊藤）の属する ACT では、OD の対話実践の導入が 2015 年 6 月から始まっていた。これには、当時、訪問看護ステーション ACT-J の管理責任者であった下平美智代氏の貢献が大きい。下平氏は

2014 年には西ラップランドのケロプタス病院に行き、OD を学んでいる。

　筆者（伊藤）自身も、トレーニングによって OD の学習を深めるとともに、ACT の臨床活動に OD の対話実践を持ち込むことを試みはじめた（伊藤／下平 2017）。私見を述べれば、トレーニングで体験することでひらかれた、利用者やその家族とスタッフが、被支援者 – 支援者というありかたに縛られずに、困難をめぐって共に悩み、答えのない不確かな状況に耐えつつ模索するチームとしてあるというありかたは、リカバリーの旅の支援をする ACT のありかたになじむと感じたのである。なぜなら、リカバリーの旅に定式などなく、困難からの脱出ということも、決まったルールがあるわけではなく、何らかのタイミングや誰かとの出会いのなかで、「いままでとは違った何か」が生まれたときに変化が起きているように感じてきたからである。

　筆者（伊藤）の関与する ACT（以下 ACT-J）チームにおいて OD のトレーニングを受けながら、意識的に変えてきたことをまとめてみると、以下のようである。変えると言っても、上意下達で一気に変えたのではない。自分や下平氏など OD を学んだ者がまずやってみて、チームに提案し、そのうえで、スタッフにも考えてもらって、それらが徐々にチームに浸透してきたというプロセスである。

1) 2015 年 6 月から、月 1 回のケースカンファレンスに、リフレクティングによる方法を持ち込み、「聞く」と「話す」ということをわけ、内的対話の時間を大切にしたカンファレンスを持続した（これは、2015 年 6 月から実施され、当時管理責任者であった下平美智代氏の功績が大きい）。

2) 2018 年に、月 1 回おこなわれる勉強会で、OD についての研修を、伊藤が講師になって 4 回実施した。研修にあたっては、トレーニング基礎コースで学んだロールプレイや体験のためのワークの方法をとりいれた。

3) 2017 年の秋頃より、ケースカンファレンスや、朝の申し送りなど、本人のいないところで本人のことを話す時間は、チーム全体での情報共有に必要とは考えたが、「本人抜きで本人のことを決める」ことはやめることにした。

4) 同時に、朝のミーティングを利用者の前日の行動を描写することよりも、前日に関わりをもったスタッフが何を思ったか、何を考えたかを中心に話すミーティングに可能な限りするように努めた。

5) 問題の解決を急ぐよりも、本人の気持ちに寄り添うことに時間を使うようにした。とりわけ「問題」と考えているのが本人ではなく、家族や隣人など第3者の場合は、その問題が本人にとってはどのような意味をもつのかを、本人と話し合う時間を大切にした。

6) ケースによっては、家族や、地域の支援者を交えたネットワークミーティングを月に1回開催するなど、本人の背景にあるネットワークを意識した関わりを増やした。

7) 「一晩中、大声が出てしまった」「家族につらく当たってしまった」「警察に保護されるような事態がうまれた」というような「問題行動」が出てしまったときも、本人のもとにおもむき、そのような行動をとらざるを得なかった、本人の苦労や寂しさに耳をかたむける役割をスタッフの誰かがとれるように極力努めるようにした。

　これらのプロセスは、ACT-J の臨床に、どのような変化を生じさせただろうか。筆者らの対話の後半は、トレーニング基礎コースの受講の前後で、また、チームに差し出したさまざまな関わりの提案のなかで、伊藤自身やチームと利用者との関係がどのように変化したと伊藤が認識しているかに焦点が絞られた。

　以下の記述にあたっては、「対話実践の12の基本要素」（表2）を参照枠とした。また、記述は伊藤の言葉をまとめる形でおこなった。

【事例の一場面】

　Bさん（40歳）は、夜中に大声を出してしまうという「症状」をもっている。Bさん自身には、この声は自分が出したものではないという確信がある。夜中に遠隔操作をしている外国人がテレパシーを使って、自分の口を通して声を出すというのである。問題は、近隣の人がその声に驚いて、アパートの大家に苦情がいくという形で発生した。大家が ACT-J に、そういう声

表2　対話実践の 12 の基本要素（ODNJP ガイドライン作成委員会 2018）

1) 本人のことは本人のいないところでは決めない
2) 答えのない不確かな状況に耐える
3) 治療ミーティングを継続的に担当する 2 人（あるいはそれ以上）のスタッフを選ぶ
4) クライアント、家族、つながりのある人々を、最初から治療ミーティングに招く
5) 治療ミーティングを「開かれた質問」から始める
6) クライアントの語りのすべてに耳を傾け、応答する
7) 対話の場で今まさに起きていることに焦点を当てる
8) さまざまな物の見かたを尊重し、多様な視点を引き出す（多声性：ポリフォニー）
9) 対話の場では、お互いの人間関係をめぐる反応や気持ちを大切に扱う
10) 一見問題に見える言動であっても、"病気" のせいにせず、困難な状況への "自然な" "意味のある" 反応であるととらえて、応対する
11) 症状を報告してもらうのではなく、クライアントの言葉や物語に耳を傾ける
12) 治療ミーティングでは、スタッフ同士が、参加者たちの語りを聞いて心を動かされたこと、浮かんできたイメージ、アイディアなどを、参加者の前で話し合う時間を取る（リフレクティング）

が上がっているという電話をかけてきた。

《いままでの関わり》

　似たようなことはいままでもあって、そのときに自分自身やチームが考えたことは、どのようにしたら、B さんの地域生活が維持できるかということであった。念頭にあったのは、どうしたら声のボリュームを下げられるかという対処のことであった。どうしてそういうことが起きるのかということも対話のなかで聞いてはいるが、その背景にある B さんの気持ちへの耳のかたむけ方は乏しかったように思う。対処については、チームのほうでいろいろ考えて、それを B さんに提案することが多かった。そのなかには、「声が出そうだったら、布団に顔を押しつけてみる」とか「プラスチック製の深めの容器を一緒に探してそのなかに声を出すようにする」とか、「遠隔操作に対抗するために、伊藤の知り合いの神主を呼んでお祈りをしてもらう」とかもあったし、「B さんの不安を和らげるために、グループホームのショートステイを（例外的に）活用し、スタッフも一緒にとまってみる」というのもあった。いまから考えるとアイデアをふくらますということであっても「その人のことをその人のいないところで決める」ということをしていたと思う。しかしながら、提案に対していずれも B さんは受け入れてくださり、チー

ムとして対処を試みてみた。当時はそれも協働作業であると思ったし、それぞれ一時的には役に立ち、「よかったね」とBさんと言い合える場面もあったが、しばらくすると、また問題が起きてしまうということの繰り返しだった。

　次第に、苦情の圧力が強まり、大家からの退去勧告ともとれる発言が聞かれると、チームも動揺し、「地域生活を維持するためには、一時の入院もやむを得ないかも」という思いが湧いてしまった。自分たち自身が、無力感にさいなまれていたのだと思う。一方でBさんは「遠隔操作している外国人が悪いので、私が悪いのではない」と言い張るので、当時の自分たちはこのことに共感できず、また服薬にも拒否的になるBさんに、チームはあきらめ感を持ち、それがBさんにも伝わり、次第にお互いの信頼感が損なわれたように思う。誰かが通報したために警察官がBさん宅を訪問するということも起きてしまい、困ったチームは、入院先の病院を探し、Bさんを説得して入院をさせようと決断するにいたった。ここでも「本人のいないところで本人のことを決め」ている。入院当日には伊藤が駆けつけ説得に参加したが、いまから思い返してもお互いにつらい時間であった。

《ODのトレーニングコースに参加してから》

　前回の入院が苦い体験となり、何かいままでと異なる関係のありかたはないかと模索しているときに、対話実践のトレーニングの機会があった。そこで、自分がまず学んだことは、「きちんと相手の話を聞く」ということと「聞いているときの自分の気持ちの動きに耳を澄まし、そこで湧く気持ちを言葉にしてみる」ということであった。トレーニングの場で体験しながらの学びであったので、それは自分を深く揺り動かす学びであった。

　そのことを臨床の場に持ち込んでみると、内容が妄想であろうがリアルであろうが熱心に耳を傾ける自分のありようが可能になった。たとえば、遠隔操作をしている外国人との関係について熱心に耳を傾けていると、実際に留学をしたBさんの姿が語りからわかり、そこでの苦労やわくわくした感じなども伝わってきた。そのときのBさんの辛さや悲しみについて感じたことを言葉にすることもできた。それが妄想であるか否かについてなどの判断

は棚上げにしていたと思う。そこから湧いてきた気持ちは、Bさんが懸命に生きてきたことへの驚きと感嘆の感情だった。そのこともBさんには率直な驚きとして伝えた。

　自分の心の内で決めたことは、外部の心配（大声が聞こえる）が耳に入ったときに、Bさんの気持ちの側に立って、Bさんと共に考えようとしたことであった。「大声を出すときのBさんの心境はどのようなものか」を問い、その苦悩を共有できるように努め、遠隔操作をする外国人とどう付き合うのが良いかということをBさんと共に考えるようにした。「大声に対してどうするか」「近隣の迷惑になったらどうするか」ということを考える姿勢を手離したともいえる。

　何が幸いしているかはわからないが、対話のなかで差し出した「Bさんは、いままで人並み以上に苦労してきたのだから、外国人の寂しさにつき合わなくてもいいのではないかしら」という言葉や、「ぜひ、その外国人に伊藤のところにも訪れるように言ってください。伊藤もぜひひきうけるから」という言葉は、Bさんに歓迎されたように思う。また、かつての留学の体験はBさんの人生を豊かにしているという発言もBさんは受けとめてくださったように思う。これらの言葉のいくつかは、向谷地生良氏の書物や氏自身との対話から学び、選択肢の一つとしてBさんに差し出したものである。共にあるという感覚が、Bさんに受け入れられたのかもしれない。

　驚いたことに、Bさんは自分から近隣や大家にあいさつに行きたいと言い、後日あいさつ回りを果たした。Bさんには後見人がいるのだが、後見人も交え、日常的に訪問しているACTチームのメンバーも参加して月に1回のネットワークミーティングを提案したところ、それも快く受け入れてくださり、お互いの思いを伝えあうミーティングがすでに半年続いている。苦労は、まだまだたくさんあるが、Bさんとチームを含めた周囲との関係は以前より穏やかなものに変わりつつあるように感じている。

《対話実践の12の基本要素に照らし合わせて》
（文中の番号は、12の基本要素の番号に対応している）
　以上に挙げた対話は、複数の治療者でつねにおこなっている(3)わけでは

ないし、家族やつながりのある人を、その場に招く(4)こともまれなので、ODの基本的な構造を維持しているわけではない。ただ、一対一の訪問をしているチームが月に1回でも一堂に会して、思いを伝えあおうとしているのは、日常的には個別におこなっている対話が少しでも開かれるように、共有されるようにとの思いがある。

　また、日常的な関わりのなかでは、Bさんの語りに耳を傾け、応答しようとしてきた(6)し、Bさんの言葉や物語を否定することなく(11)、一見問題に見える言動であっても、"病気"のせいにせず、困難な状況への"自然な""意味のある"反応であると捉えて、応対(10)してきたつもりである。本人のことは本人のいないところで決めない(1)、答えのない不確かな状況に耐える(2)とは、基本的な態度としてODのトレーニング以来、自分たちの文化にしていこうと心がけてきた。

　一方で、一対一の面接の限界は、対話の場でいままさに起きていることに焦点をあて(7)たり、さまざまな物の見方を尊重し、多様な視点を引き出す(8)ことが難しいことに表れていた。お互いの人間関係をめぐる反応や気持ち(9)も、そこにいるメンバーが自分を含めて二人なわけで、扱える範囲が限られている。そのときに出てくる話題を治療者とBさんが、共に眺め、三角形の構図をつくるようにして、そこでの対話の多様性をふくらませるということが、せめて、できうることであった。「当事者研究」のひそみに倣えば、話題に対して「研究」という、少し距離を置いた態度をとり、話題を眺めるように聴きながら、お互いに湧いてくる気持ちや考えを交換する(9)というありようから、そこに生まれてくるさまざまな物の見方を尊重する(8)ことが可能となり、それが、対話にあらたな文脈を生み出す転機として、対話の継続をもたらすことにつながるように思われた。

7　本報告の意義と限界

　以上のエピソードは、一読してわかるように、決してチームでODの対話実践そのものをおこなえるようになったということを意味してはいない。すでに述べたように、多くの場面がいまだ個人面談であり、ネットワークミー

ティングは、育つ途上にある。ただ、筆者（伊藤）自身が、トレーニングを受けるなかで、対話を続ける、答えのない不確かな状況に耐える、多様な視点を受け入れる、内的な対話から浮かんだ気持ちを言葉にしてみる、などのことがらを、かろうじてではあるが実践に持ち込むことができ、それが利用者との関係性に変化を与えているのではないかと実感できていることを述べたまでである。

　また、本稿は二人の筆者の対話のなかで内省的になりながら表現したものとはいえ、あくまで主観的な体験であり、客観的な指標を用いて実証したものではない。また、こうした関わりを検証するには、クライアントや家族自身によるフィードバックも必要であろう。また、トレーニングを受けたものが皆似たような体験をしているかも、現時点でわかっているわけではなく、報告した変化がトレーニングの効果として普遍的であるとも言い難い。

　しかしながら OD の意義を明確にしていくには、治療者のありようの変化についての記述を積み重ねるという方法は、ひとつの観察の視点として意味があるであろう。

　その端緒を開くものとして本章の意義があればよいと考えている。

8　おわりに

　トレーニングコースで OD を学び始めたときに、「入院病棟で OD の対話実践は可能と思うか？」という問いを筆者（伊藤）は発したことがあった。そのときに参加者からはさまざまな考え方が表明された。その多様性を筆者らは否定するものではないが、ACT での実践から思うに、OD の対話実践はそれがまっとうにおこなわれるのであれば、日本の伝統的な精神医療にある、精神科医を頂点とする権威の構造を解体する方向に向かわざるを得ないだろう。人員配置が少なく、強制的な行為を含む病院精神医療にとって、「本人のことは本人のいないところでは決めない」ということは、まずは突きつけられる課題であろう。隔離や身体拘束などの強制的な処遇を入院時のルーチンな処遇のようにおこなうのではなく、される者が自分の人格や権利を否定されたと感じないで済む、関係性に配慮した慎重な実施が求められる

であろう。

　システムとしての OD を考えれば、最もエネルギーを割くのは、メンタルヘルスの困りごとが生じたとの連絡を受けたときに、即時対応をして、ニーズがあるうちは毎日でもネットワークミーティングをおこなうことであろう。これは、「待ちの精神医療」では成立しない。アウトリーチをあたりまえにして、積極的に生活の場に出ていく精神医療システムが確立できなければこのような初期介入は難しい。OD をシステム全体として受け入れるには、診療報酬や人的資源を入院治療に厚くおくのではなく、アウトリーチにおける危機への対応や、ACT のような地域での包括的な支援にシフトさせるといった、政治的な戦略も必要な、システムの変化が求められよう。

　しかし、私たちは、いまを生きている。わがこととしての実践を考える場合には、制度や財源の編成を変えなければいけないものと、やろうと思えば明日からでも実行できるものを分けて考えよう。

　そして、自分たちの変化を考えるときに、OD の対話実践から学ぶものは充分にあるといえるのではないか。

　OD の対話実践の示す方向性は、危機と言われる状況にあって、父権的に場を仕切って何かをする（たとえば、抗精神病薬の注射をするとか、強制入院に持ち込むとか）ことを自分たちが手離して、共に悩み、本人が安心できる存在としてそばに居つづけ、本人や家族の苦労にはどんな意味があるのか、望んでいることは何かに耳を傾け続けるという方向を促進するのではないかと筆者は考える。これは、病の治療のために、あるいは「自傷他害のおそれ」を回避するために、その人の価値観やいままでの生きざまを無視しても専門家が考えた「医療的な処遇」を遂行するという立場と正反対の方向に位置づくであろう。

　このような方向性の強化は、伝統的な精神保健医療福祉に代わり、リカバリーを尊重する支援を中心に据える、新たな関係性を生み出すことを期待させる。OD の実践をとりいれることは、危機にあっても日常的な人と人のつながりのなかにとどまりつづけ、安心感や安全保障感が損なわれないように対話を重ね関わり続ける、そのような支援者の育成につながることであろう。

　ACT の活動に牽引されるようにして、多職種アウトリーチチームを精神

科医療機関が置くことは、現実的に可能な体制となった。これは、地域社会で支援を継続する体制である。今後、そのなかで OD の対話実践がおこなわれることの意義は計り知れない。

文　献

Deegan, P. E.（1988）Recovery: The Lived Experiences of Rehabilitation. *Psychosocial Rehabilitation Journal* 11（4）: 11-19.

Goffman, E.（1961）*Asylums: Essays on the Social Situation of Mental Patients and Other Inmates*. Doubleday.（アーヴィング・ゴッフマン（1984）『アサイラム――施設収容者の日常世界』石黒毅訳、誠信書房）

伊藤順一郎／下平美智代（2017）「ACT におけるオープンダイアローグ」『精神療法』第 43 巻第 3 号、346-351 頁

Mezzina, R.（2015）The Practicalities of Running a Community Based System of Acute Care in Trieste, Italy: Outcomes & Lessons Learned.（2015 年 10 月 31 日、東京大学駒場キャンパスにおける講演、バザーリア映画を自主上映する 180 人の Matto の会／東京大学大学院総合文化研究科・石原孝二研究室共催）

向谷地生良（2009）『技法以前――べてるの家のつくりかた』医学書院

ODNJP ガイドライン作成委員会（2018）「オープンダイアローグ 対話実践のガイドライン」https://www.opendialogue.jp/対話実践のガイドライン/

Ragins, M.（2002）*A Road to Recovery*. Mental Health Association in Los Angeles County.（マーク・レーガン（2005）『ビレッジから学ぶリカバリーへの道――精神の病から立ち直ることを支援する』前田ケイ監訳、金剛出版）

Rapp, C. A., & Goscha, R. J.（2006）*The Strengths Model: Case Management with People with Psychiatric Disabilities*, 2nd ed. Oxford University Press.（チャールズ・A・ラップ／リチャード・J・ゴスチャ（2008）『ストレングスモデル――精神障害者のためのケースマネジメント』第 2 版、田中英樹監訳、金剛出版）

SAMHSA（Substance Abuse and Mental Health Services Administration）（2006）*Implementation Resource Kit for Assertive Community Treatment.* SAMHSA.（アメリカ連邦保健省薬物依存精神保健サービス部（SAHMSA）編、日本精神障害者リハビリテーション学会監訳（2009）『ACT・包括型地域生活

支援プログラム』（アメリカ連邦政府 EBP 実施・普及ツールキットシリーズ）
　本編／ワークブック編、日本精神障害者リハビリテーション学会)

下平美智代（2015)「さらに見えてきたオープンダイアローグ」『精神看護』第
　18 巻第 2 号、106-122 頁

下平美智代（2017)「オープンダイアローグ：日本で実践可能か？—— ACT-J
　における対話的臨床実践の試み」『N：ナラティブとケア』第 8 号、7-13 頁

Stein, L. I., & Santos, A. B. (1998) *Assertive Community Treatment of Persons
　with Severe Mental Illness.* W. W. Norton.

7 認知症とオープンダイアローグ

森川すいめい

1 はじめに

　認知症とともに生きる人とのオープンダイアローグが可能か？と問われたとすれば、オープンダイアローグとは何かということを再考することで、十分、否、きわめて重要なものであると応えることになる。本稿は、認知症とともに生きる方との対話事例を紹介しながら認知症の視座からのオープンダイアローグの理解に迫りたい。

　（※本稿で紹介する事例は、本人が特定されないように加工しています）

2 「もっと患者さんと話をしなさい」「もっと家族と話をしなさい」

　私が認知症というものを本格的に学び始めたのは2013年頃からだった。私の勤めていた精神科の病院に宮永和夫さんという認知症を診る専門医が来たのがきっかけだった。当時の私は、認知症というものをもつ老人たちの終の棲家が精神科病院になっている現状に心を痛めていた。病院にいらっしゃる方は感情の制御ができなくなるなどで家族も介護に疲弊している状況にあり、確かに入院も一つの助けになるように思えた。しかし、認知症とともに生きる本人は、なぜ精神科に入院しなければならないのかと怒って外来から病棟に行かないということもあったり、病棟に行ったからといって落ち着く

わけではなかった。病棟では、病院という集団生活で問題行動を起こさないための鎮静薬の処方の加減を、身体の状況を見ながら調整する以上のことはできなかった。まさにその理由から、病棟の環境で落ち着いたとしても、病院の外で生活できるようになっているのかといえば、そう簡単なことではなかった。

　それでも、勤めていた病院の病棟は、身体拘束をしないという理念をしっかりと守っていた。身体拘束というものは、本人たちからしたら恐ろしい体験であるし、援助者たちにとっては、自分たちの援助の限界を感じればすぐに身体拘束を考えることができるようになるから、さらなる援助のアイデアが育たないということになってしまう。

　とはいえ、当時の入院環境は様々な人が叫んだり暴れたり、それに影響されてまた誰かが叫んでいたりして、環境そのものが人を病ませているように思えた。

　そんなことに悩んでいた折、宮永和夫さんと出会った。そして比較的お会いしたばかりのときに外来に呼び出されて、「患者さんや家族の話を聴きなさい」と言われた。この言葉はずっとこころに残った。そしてこの言葉によって、「認知症」という診断はいったん脇に置いておいて、その人とそのご家族と彼らを支援する人たちと会話をしようという気持ちを持つことへとつながっていった。

　宮永和夫さんの外来には、私は何度も陪席させてもらった。陪席というのは脇や後ろで目立たないように座っていて診療の様子を見て学ぶというスタイルのものが一般的かもしれない。しかし宮永さんは、陪席している私に、本人や家族のいる場で、私にどう思うかと何度も聞いてきた。この問いは、私にとってはとても緊張するものだと感じていた。私の意見などこの場に求められていないし、そもそも私には宮永和夫さんを越える別の意見などもっていないと思っていたからである。

　宮永和夫さんの外来では、なぜか患者さんも家族も笑顔で入ってきた。そしてそこにいない患者さんの夫のことやおいしい料理の話などの雑談を終始して、そして笑顔で帰っていった。過去のエピソードをみると、なかなか大変な状況にあった人たちだった。それにもかかわらずほとんどが雑談で終わ

る外来。医療の話さえないことも少なくなかった。向精神薬の処方もほとんどなかった。

　私は宮永和夫さんの診断力や処方の調整に何か秘訣（ひけつ）があるに違いないと思って、診察が終わった後はその質問ばかりしていた。そうするとたいていは
「なんでかな」「わかんないな」
という応えが多かった。

　宮永和夫さんの外来では、皆で輪になって座っていた。

3　輪になって話す

　私の、認知症を心配していらっしゃる方の初診外来のスタイルは、宮永和夫さんにずいぶん影響を受けた。

　本人と話す。家族ともその場で話す。輪になって話す。

　精神科病院への初診外来だったので、入院を考えての相談も多かったのだが、そうやって輪になって話すと、たいていは入院を選択せずに済んだ。それぞれの困りごとを聴くことで、出来事の事態が一方向からのみではなく、多面的に理解できるようになっていった。

　患者さんやご家族と、その場所で輪になって話を聴いていくと、何に困っていて、どうして入院を考えているのかが明らかになってくる。最初に言う「困っているんです、入院させてほしいんです」という言葉になったニーズは、複数名で輪になって話していくと本当のニーズではないのだとそれぞれが気づいていく。

　「認知症」という診断をすると、本人はわからなくなってしまっていて、行動も異常になる、だから精神科病院しかない、そんな流れは、輪になって話すことで、そして認知症という診断をいったん脇に置くことで、だいたいは解消した。

　しかしながら、精神科病院にたどり着いたときには、すでに本人もご家族も、相当心が傷ついた状態だった。理由がわかったとしても、その心情故に入院を避けることができないことも何度かあった。もしも精神科病院に向かうずっと手前で会えていたとしたらと思うことが増えていった。

4　即時に会う、現場で会う

（※オープンダイアローグが効果的に働くための七つの原則の一つに Immediate Help（即座に助ける）がある）

　もっと早く出会いたい。そう思って2014年に訪問診療を行うことを目標に、グループ内の新規にオープンしたクリニックに移った。

　新しい場所での体験は、病院での世界とはまた違ったものだった。開設したてのときは、診療枠もずいぶん空いていたので、相談の依頼があったら翌日くらいには訪問できるようなことが何度もあった。悲痛な電話の先の声も、すぐに行くとなると私たちが家に着くころには落ち着いていることも少なくなかった。

　最初の2年くらいは、地域の支援者や行政から次のような依頼が続いていた。

　「認知症になって、家賃が払えなくなった。ご飯も食べられない。親族はいない。入院しかないと思う。連れていくに連れていけない。一度診て判断してもらえないか」

　もしもこの人が、精神科病院に何らかの手段によって連れてこられたとしたら、周囲の支援者の言葉だけが採用されて、本人の訴えは認知症だから現状をわかっていないとラベルをつけられて、そのまま入院になっていたかもしれないと思った。

　しかし、その人の家で話を聞いて、何に困っていて何に困っていなくて、今の状況をどう理解していてと、本人の理解を理解するために話を聴いていくと、周りの支援者も

　「なんだそういうことか、それなら方法がある」

となって、入院にならなかったことが何度もあった。家に泥棒が入ると混乱していた認知症とともに生きる独居の女性（田中さん、仮名）は、何度か田中さんを交えてみんなで話をしながら、何となく田中さんの希望みたいなものをわかっていった。支援者サイドも安堵して、田中さんの安心を基礎とした支援を組めるようになり、泥棒が家に来るという幻覚は変わらないのだけども笑って過ごせるようになっていた。それどころか、ある日、玄関先で隣

に住むよたよたと歩く女性が「物が盗られちゃうの」と田中さんに話をしていた後で、田中さんが「大変ね、でも負けちゃだめよ」と励ましているのを目撃した。おそらくどちらも幻覚というものなのだろうけど、田中さんのその経験値が隣の人を励まして孤立しないでいられるようにしていたのだと思った。

　相談があり急ぎとなればできるだけすぐに会う。こうしたプロセスを歩んでいた中で、しかしながら何かまだ十分に援助ができているとは言い切れないと感じていた。いろいろ頑張ってみたけれども、結局、幻覚から大声を出してしまうことで住まいを追われて精神科病院の入院となってしまった人がいて、当時はその人のために何ができたのだろうかと悩んだ。そんな折に、オープンダイアローグと出会った。

5　本人のいないところで本人のことを話さない

　（※オープンダイアローグが始まった日に決まった二つのことの一つで、最も大切な考え方とされている）

　認知症に関わる困りごとで相談があった場合に、本人が困っているということもあるが、本人は困っていなくて家族か支援者が困っていることも多い。

　オープンダイアローグは、本人のいないところで本人の話をしないと決めていて、このことは対話をする覚悟と直結している重要な決まりである。

　オープンダイアローグに出会ってからの当初は、認知症である本人が必ずその場にいることを大事だと思って一緒に輪になって話をしていた。たいていはそれでうまくいったが、本人抜きで話をしたいとご家族や支援者が話すこともあった。

　もちろん原理主義になってはいけないから、そういったニーズがあれば本人抜きで話をすることもあり、そうした時間もよい意味につながることもあった。

　夫婦であったり、親子であったり、円満な家庭ばかりなんてことはない。過去にDV（家庭内暴力）や虐待を受けていたり、すでに冷め切った夫婦関係の中で突如介護しなければならなくなったなんてことは稀なことではない

し、または若い夫が認知症になって妻一人で夫も両親も子どもの面倒も経済的なことも見なきゃいけなくてめいっぱいな気持ちにあったとしたら、どうして夫に激しい口調で怒ってしまってはいけないと言えるだろうか。背景を知らなければ、認知症とともに生きる人にそんなことを言ってはいけないと言えてしまうが、背景を知れば、抑えきれない気持ちを理解できる。だからといってそうなってしまうのを放任することはできない。そんなときは、

「もしもよければ、奥様だけでお話をお聴きする時間を作りたいのですがいかがでしょうか」

と聞いたりすると、たいていの場合は快諾くださった。

本人のいるところで話すときのご家族の強い苛立ち（いらだ）は、別々に話すときには出ないことも多かった。穏やかに冷静に話される。ここでは憤りを話すけれども、家ではじっと耐えているのだなと思うようなこともあった。

私たちは、こういうときは相手のことを理解したいと思うから、ただ聴く。話したいと思ったことを話せるように、できるだけ余計な質問をせずに話したいと思うことを話していただく。話を出し切ってもらったとして、その課題に対して解決できるようなことではないことばかりだったとしても、ただ話す、その時間はとても大事だと感じさせられる。何度か話し切ることができるための時間を作った後、ただそれだけで介護そのものの苦痛が軽減するということも何度か経験した。話をするまでは、その一点に気持ちや考えがとどまり、先行きがまるで見えないように見えた。ただ話をすることで、こころの中のことや考えが促進されていくようだった。新しい考えや世界が、可能性が拡がった。

本人のいないところで本人の話をしないというのは極力守るということが大切である。そしてこのことは、介護する側だけの言葉を聴くことと矛盾はしない。

介護する側の苦悩は、認知症とともにある本人の話なのだが、苦悩をもっているのは介護する側の人である。たとえ夫がいないところで夫が認知症であることに関しての苦痛を話したとしても、そのときは夫の話ではなく、夫の話を通した介護する側本人の苦悩を聴く。本人とはだれかという定義は何の話をするかによって変わる。

とはいえ認知症とともにある本人に苦悩がないのかといえばそうではない。ある若い男性の涙を流した姿が脳に焼き付く。

　ご家族が荒い言葉で本人のことを本人のいる前で話すからと別々に話すことを提案したのだが、「どうせすぐ忘れちゃうんでいいです」と言って話が続いた。本人はというと、「大丈夫です」「わかりません」とニコニコして応えることもある。早口な言葉の意味自体があまり理解できなくなっているようにも見えた。

　ご家族の苦悩をどう癒すことができるのかと私自身が苦悩していたとき、神経系の異常からくる筋肉の異常運動について相談したいという話があがったことがあった。そこで、信頼する神経内科の医師を輪の中に招いて一緒に話をした（※オープンダイアローグの七つの原則の二つ Psychological Continuity（心理的連続性）と Responsibility（責任）は、本人たちにとって助けになる人としっかりとつながるように支援することも大切にしている）。その医師は、その男性に丁寧に一つ一つ優しく声をかけながら診察をし、ひととおりの診察が終わった後で治療が難しいものであることを述べ、少し改善するかもしれない薬の提案があって診察が終わった。患者に今日の診察の感想を聞くと、「こんなに優しくしてもらえたのは初めてだった」と涙した。いつもニコニコして何もわからなくなっていたと思われていたその人は、診察室を出た後もしばらく涙していた。奥様も一緒に涙していた。

　私はこの場面を見て、本人はいつもニコニコしていたからと思って苦悩する家族を主軸に話を聴くことに偏りすぎていたことをひどく反省した。言葉の意味もわからなくなっているし記憶もできなくなっているとしても、家族が怒っていることや自分が輪に入れていないことは感じることができる。そんな当たり前なことはわかっていたのだが。輪の中にいるときは家族も苦悩する当事者なのだけれども、もちろんそこにいる認知症とともにあるその人も当事者であり、そしてずっと耐えていたのだ。

　その後、奥様は、本人の前で激しい言葉を言うことはなくなった。

6 訪問診療という Need-Adapted Approach

　当院を開設して2年以上が過ぎたころ相談依頼が徐々に減っていった。認知症とともにある人が減ったわけではないし、認知症によって家族が疲弊しているようなことが減ったのかというとそうでもなかった。要因はいろいろ考えられた。精神科病院への入院の敷居が下がったこと、施設が増えて入所しやすくなったこと、しかしそれ以上に、地域の支援者たちが、認知症とともにある人が混乱しているという状況に対して、以前のようにすぐに精神科に相談するということがなくなってきているようだった。支援をする人たちの解決方法を探す力が高まっていったように見えた。以前であればちょっと理解ができないような行動があったらすぐに相談があったのだが、最近は、自分たちで何とかできてしまう。支援の経験値だった。

　私が精神科医として現場に呼ばれるときに期待されることは、精神科医としての判断、入院の適否の判断、精神科薬の調整である。しかし現場では、精神科医としての判断の前にまずは本人と話し状況を理解しようということから始め、そしてたいていは向精神薬など不要のまま困難は解消した。そんなことだったから、支援者がこのことに慣れさえすれば現場に精神科医を呼ばなくても何とかなる。

　また、当院のある東京では他の訪問診療機関の充実もあげられた。訪問診療は、家に行き、本人と家族と両方の話を聴く。家に来た訪問診療機関がよくないとなれば変えることができる。つまり訪問診療機関の競争が起こっているのである。競争に勝つためにできることはただ一つ、それは本人や家族のニーズに沿うことである。ニーズといっても、言葉になったニーズと本当に求めていたことは違うということもある。その言葉にならないニーズさえも聞き取ることができたとしたら、その医療機関は患者や家族のニーズを本当の意味でかなえたことになる。家に行く訪問診療機関は、自然と輪になって皆で話し相談しながら方針を決める。この形はまさに、オープンダイアローグの始まりの頃と同じだ。

　そうだとすると、精神科医がそこにいなくても解消することがたくさんあるようになっていく。認知症もあって家族もいろいろ困っているけども、そ

の多くの困りごとは、訪問診療医や看護師が家に来て話を聴くことでずいぶん楽になる。そこにはケアマネージャーやヘルパー、福祉用具の人たち、デイサービスなどの介護チーム、訪問薬剤師や親族、近所の人さえも本人たちを支える大きな一翼となる。

　ちゃんと本人たちの話を聴く支援者たちがいさえすれば、たいていは何とかなるようになったゆえに、当院のような精神科単科の医療機関に依頼せずに困難は解消されていった。

7　それでも精神科医療が必要なときがあった

　このように地域の資源が充実していった中でも、精神科医療が入らなければ何ともならない事例がなくなったわけではなかった。精神的な混乱があったり、もともと何らかの精神の障害を有した人が認知症をもったときに専門知識がなければどうにもわからないと支援者から SOS が入ることがある。

　「本人は食事をしない。幽霊がやってくる等と言って支援を受け入れない」。

　力量あるケアマネージャーであればあの手この手と考えて支援を展開させていき、支援がうまく入ればたいていはなんとかなるが、幽霊がやってくるという世界にいてすべての人間に恐怖を感じ拒絶しているような状況になっているときは、専門知識がなければ太刀打ちできないことがあるかもしれない。

　その人は長く統合失調症を患っていたのだが足腰が弱って病院に行けなくなっていた。それまで鎮静されていた感覚は過敏に開き、ついには自身が幽界に落とされたと思うようになっていた（※自身に起こった了解不能な出来事について混乱し続けるよりも、哲学的な解釈をして腑に落ちるということがあり、これを妄想と名付けることもある。妄想の話を聴いていけないという考え方があるが科学的な根拠はない。話を聴くと妄想が固定化されると言われたりもするが、そもそもすでに固定されている。問題となるのは、妄想があるからということで、本人のことを理解しようとして話を聴く人が減っていくことにある。そうなると結果的に自身に起こっていることをだれにも話すことができないゆえに自身で解釈して妄想が広がってしまう。対話にお

いて重要な点は、どうしてそういう解釈に至ったのかを聴くことである）。

　傍らに座って声をかけるも、「お前たちがどこから来たか知っている。サタンめ」と言う。家族と幽霊の区別がつかず、家族は怒ってしまうからか敵とみなされ、本当の家族ではないという解釈につながって、家族が用意する食事にも手を付けなくなっていた。

　家族は「病院に相談したんだけどどこも連れて来れなきゃだめだと言うのです」と言い、どうしたらいいかわからなくなったところで地域の支援者から当院のことを聞いた。「家に来てくれるなんて信じられなかった」と。私たちは本人との会話を試みたが会話にならず、食事もとれない状況もあって即時の判断をしなければならなかった。そこで本人の傍らで家族の希望を聞いた。全員が入院させたいと話した。私たちは、入院の意味、退院後に起こりうること、その準備の大切さなどを一緒に話し、入院の段取りをつけることとにした。

　ところが1回目の話が終わった2回目のとき、最も近くにいた家族の1人は、「すぐに入院させるということではなくてもいいんです」と話した。私たちが来た後、いろいろとアイデアが広がって、ご家族はご飯を食べない本人の理由がわかり、食事は少しできるようになっていた。

8　そして本気の対話が必要なときがあった

　どの医療機関もお手上げ。本人の混乱によって家族関係もつらい状況になっていた家庭があった。認知症をもっていたが軽度で、記憶の混乱はあるものの強いエピソードはしっかりと覚えていた。本人は不安で仕方がない様子だった。不安のために外に飛び出してしまう。救急車を何度も呼んでしまう。家族が疲弊するのも当然のように見えた。

　初回の相談のとき、それぞれの参加者に今日話したいことを聞いていった。

　本人「私は精神の病はないの。体のあちらこちらが悪いの」

　夫「検査をしたのだけどどこも悪くない」

　長女「救急車を呼ぶのをやめてほしい」

　孫「すぐ自殺すると言われるとこちらがつらくなる」

支援者（ケアマネージャー）「何か薬はありませんか。または入院か」

と、喧々諤々（けんけんがくがく）だった。私たちは、一人一人丁寧に皆の前で話を聴いていった。本人が話をすると、途中で家族から、「それは違うと何度も言っている」と言葉が入り、本人が黙ってしまう。そこでそうならないように一人一人が話したいことを話し切るように援助した（※対話が成り立つための話し切ることと聴き切ることの援助がセラピスト（ファシリテーター）の役割の一つ）。

　このような対話が何度か続いてしばらくした頃、それぞれの話は、

　本人「私は何でも１人でやってきたの。夫の過去の話を聞くと、私が支えてきたことをないがしろにされたように思ってしまうの」

　夫「そんなつもりはなかったんだ」

　長女「そういう話がしょっちゅうあって、それで具合が悪くなることにつながっているみたいなんです」

　孫「じいちゃんが過去の話をしないようにしているというし、しないと約束したんですけど、つい話しているときもあるみたいで」

　支援者「私が別の部屋で自慢話を聞いています（笑）」

と変わっていった。この頃になると薬の話は出なくなった。60分という短い対話の時間を私たちとともに過ごしている間、話し切ること聴き切ることを続けている間、家族は時々メモをするようなことがあった。わかっていたつもりでわかっていなかったことの気づきがあったという。輪になって話すときに初めて言えることがある、その気づきは助けになるという体験につながっていった。話を途中で遮らず最後まで聴く。60分の対話の時間を作ることで、家でもそれができるようになっていた。

9　おわりに

　オープンダイアローグが生まれたケロプダス病院では認知症とともにある人をほとんど見ないけれども、認知症とともにある人とのオープンダイアローグは、何か特別なものということではないというのが本稿の考えである。

　本人のいないところで本人の話をしない、この試みをチームで支える。効果的な支援になるように七つの原則はいつも頭の隅に置いておく。診断はい

ったん脇に置いておいて対話する。対話が必要な状況がそこにある。その理由の一つが認知症として出現したということにすぎない。それでたいていの困難はなんとか解消されたのである。

IV　オープンダイアローグのトレーニングと実践に向けた試み

コラム3　トレーニングコース

大井雄一

1　はじめに

　本稿では、オープンダイアローグのトレーニングコースについて述べる。筆者は、日本におけるトレーニングコース（オープンダイアローグ・ネットワーク・ジャパン（ODNJP）、ダイアローグ実践の基礎コース2017）を修了した後、ヘルシンキでのトレーナー養成コース（Open Dialogue Trainers' Training Programme in Helsinki 2018）に参加、修了している。基礎コースへの自身の参加体験と、講師としてコースをオーガナイズする経験も踏まえ、日本におけるトレーニングコースの概要を紹介する。さらに、海外におけるトレーニングコースの概要に触れたのち、トレーナー養成コースについても紹介・報告したい。

2　日本におけるトレーニングコースの紹介

　日本では、2017年に初めてのトレーニングコースがODNJPの主催により開催された。以降、ODNJP主催のコースとしてはこれまで3期のコースが開催されている。第1期は、総過程時間104時間、参加者40名のコースであった。第2期のコースは2019年に開催され、Covid-19の影響による途中延期とオンラインへの開催方式変更がありながらも、42名の受講生が134時間の過程を2021年に修了した。

　内容としては、理論（ODの歴史、トリートメントミーティングの在り方、7つの基本原則、対話実践のための12のキーエレメントなど）とエクササイズ

（リスニング、リフレクティング、ロールプレイなど種々の対話のワーク）、原家族のワーク（Family of Origin, FoO）、スーパーヴィジョン（Supervision, SV）のセッションが含まれている（注：原家族のワークは第1期では「フォローアップコース」として補講的に開催された。第2期以降は当初よりコース内容に含まれている）。

　本コースはフィンランド人の2名のトレーナー（児童精神科医のカリ・ヴァルタネン氏、精神科看護師のミア・クルッティ氏）によりオーガナイズされた。大きな特徴として挙げられるのは、コース内容のすべてが、トレーナーと受講生の間での双方向性の応答が可能な形態で行えるよう工夫されている点である。講義は2名のトレーナーの対話形式により進められ、時に講師によりその内容やニュアンスに異なる部分が存在する。明確で"正しい"一つの知識というより、各トレーナー自身の経験に基づく複数の知見が共有されるのである。そしてその内容をどのように受け取るかは、受講生の手にゆだねられる。適宜、受講生からの質問や感想を場におくことが可能なように時間的な余裕をもって構成されており、受講生同士もまた感想を交換・共有していく。時には小グループのディスカッションやリフレクティブな構造を用い、対話が生成しうる空間がふんだんにちりばめられている。受講生同士がそれぞれの経験を共有しながらそれぞれにとっての意味を創造しあうのみでなく、講師もまた受講生からの声に応答し、新たな意味を創造し続ける場となっていた。自らの参加を通じて、自身の内部に意味を感じ取っていけるよう、デザインされているのである。全体として暖かく穏やかな雰囲気に満ちたトレーニングであった。

　特徴的かつ象徴的な構造として、本稿では「スタディグループ」を挙げたい。コース内では継続的な学習を行うことが推奨され、そのためのグループとして4〜7名程度の固定メンバーで「スタディグループ」を構成した。主には種々の学習や最終プレゼンテーションを共に行っていく単位である。筆者は所属大学から参加していたコースメンバー5名でグループを構成し、コース受講中から終了後の現在まで、概ね1か月に1回程度の頻度で会を開き、継続している。内容は、日常の対話実践の振り返りや、必要な情報共有、学会発表等の企画の相談、対話のワークやケーススーパーヴィジョンなどである。時には懇親会も行った。話してきた内容は様々であるが、定期的に対話の場をもつことがあたり前のこととなり、

この場が相互の信頼感に満ちたひとつのコミュニティとなった。徹頭徹尾、「目的は対話を継続すること」を体現したコースであった。

　また筆者は現在、先述の2名のフィンランド人講師とともに日本での第3期目のコースの講師として内容のオーガナイズを行っている。その中では、過去のコース内容のうち重要かつ基礎的な内容を踏襲していく一方で、それに縛られることなく、その時に重要と考えられることを柔軟に取り入れて構成するプロセスが続いている。すでに出来上がったフィンランド流のやり方をそのまま輸入して再現するのではなく、ローカルでの事情に合わせた内容をニーズに合わせてコースが構成されるさま、そしてそれが形を変えて継続していくさまは、オープンダイアローグの治療システムが、クライアントとネットワークが固有にもつニーズに合わせて柔軟に形を変えながら続けられていくあり方との相似形を思わせる。

　現状では残念ながら Covid-19 の影響により、対面での集合研修を行うことは困難であり、オンラインで実施せざるを得ない状況が継続している。それでも「柔軟性」をもって、対話の継続のあり方を模索し続けている。自身の身体をもって対話に参加すること、そしていかにしてその場を継続し学び続けるかということに重点が置かれている。「対話を継続すること」は、トレーニングコースの構造にも通底する哲学であり、力強いメッセージであると筆者は感じている。

3　海外におけるトレーニングコース紹介

　国際的には、トレーニングコースの期間や内容に関して、標準的、あるいは一律な基準はなく、それを統括するような国際的な協会なども存在しない。日本以外の国では、イギリス、ノルウェー、デンマーク、アメリカ、ドイツ、オーストラリア、ポーランドなど、各国でトレーニングコースが行われているが、それぞれの国、地域、言語、文化の違い、あるいは講師の違いによって、それぞれ独自のコースが構成されている。

　西ラップランドでは、オープンダイアローグに関する主な調査が行われた期間である、1994年から2005年の間には、すでにこの地域の精神保健サービスで働く人々の約90%が、看護師、心理士、精神科医などとしての本来のトレーニングに加え、フィンランドの家族療法トレーニングの国家基準を満たす3年間のプ

ログラム（後にはユヴァスキュラ大学と提携して4年間で実施）を修了していた（Putman 2021, chap. 11）。このことからは、サービスに携わるスタッフがトレーニングを受けていることが重視されている、ということがうかがえる。

　米国では、The Key Elements of Dialogic Practice in Open Dialogue: Fidelity Criteria（オープンダイアローグにおける対話実践の基本要素）を著したメアリー・オルソン氏らが主体となり、1年間の国際認証トレーニングを行っている（http://www.dialogicpractice.net/）。1年単位で Level が設定されており、各 Level は5日間のブロック4つから構成されている。それぞれ認証を受けられる達成度として、Level 1：Foundation、Level 2：Practitioner、Level 3：Trainer が、位置づけられている。

　英国では、Full Three Year Open Dialogue Training Programme としてやはり3年間のトレーニングが実施されている（Putman 2021, chap. 11）。年間でのトレーニング日数は20日で、5日ずつ4ブロックに分けて行われており、プレゼンテーション、文献についてのディスカッション、リフレクティブな会話からなる理論と実践の学び、体験学習とロールプレイ、ビデオ撮影あるいはライブによるスーパーヴィジョン、原家族のワークなどから構成されている。各内容における日数は、理論：26日、スーパーヴィジョン：21日、原家族のワーク：13日であり、これらに加え、ピアグループでのワーク、エッセイ執筆、読書、臨床経験などが課題として課されている。同じく英国では、Academy of Peer-supported OPEN DIALOGUE により、ピアワーカーとともに学び、実践するピアサポート型オープンダイアローグのトレーニングも行われている（http://apopendialogue.org/open-dialogue-course/）。その中では、オープンダイアローグの要素に加え、ピアワーカーと協力して地域社会の中での支援を行うピアネットワークを育てるために必要な内容が提供されている。

4　トレーナー養成コース紹介

　以下の稿では、フィンランド、ヘルシンキで行われた、トレーナー養成コース（トレーナーズトレーニングコース）の概要を紹介する。このコースは、月曜から金曜の5日間を1ブロックとして、これを8回、合計8ブロックで構成されて

おり、約 2 年のあいだに現地と日本を 8 往復した。オープンダイアローグのトレーニングに携わるトレーナーを養成するためのトレーニングであり、トレーニング参加者は世界各国から集まった 18 名であった。

内容は大まかに、以下のように分かれていた。

- 理論（Theory）: 152 時間
- スーパーヴィジョン（Supervision, SV）：96 時間
- 原家族のワーク（Family of Origine, FoO）：72 時間

現地の研修時間は合計 320 時間である。そのほか、現場での臨床実践経験に加え、修了要件として研究論文をまとめる必要があった。

理論のパートでは、主に以下の内容が扱われた。OD の歴史、ネットワークミーティング、7 つの基本原則、急性精神病とニードアダプテッドアプローチ、身体性、児童・思春期、組織、等である。内容によってバラエティに富んだ講師による講義があった。理論パートの特徴としては、基礎コースに比べて構造化の程度が小さい点が挙げられる。例えば「7 つの原則」を学ぶセッションでは、初めに原則の各々について受講生から短いコメントやトピックが集められた後、3 人ごとのグループ分けを行い、各グループに数十分程度の相談時間が与えられ、順番にプレゼンテーションを求められる、といった具合である。受講生は、学ぶ機会を受け身的に与えられるのではなく、主体的に参加し、時間の持ち方、場の構造、ファシリテーションのあり方などを構築していく工夫が求められた。創造性を最大限に動員しながらチームで協働し、柔軟に即興的に対話の場を創造する作業である。筆者にとってこの経験はハードであったが、現場での治療ミーティングのファシリテーションのあり方や、トレーニングの構造をオーガナイズするのに、おおいに役立っていると感じる。

スーパーヴィジョン（SV）は、受講生 6 名の固定小グループで行われた。SV 担当トレーナーが 3 名おり、1 名ずつ各グループに入り、全コースの終了までトレーナーがローテーションした。SV は大きく分けて、面接を録画した動画とスクリプトを用いる「ビデオ SV」と、実際に支援しているクライアントを呼びクライアントとの実面接の場で行う「ライブ SV」のいずれかを選択することがで

きた。いずれも1枠は1時間45分であった。ファシリテーターははじめトレーナーが行うが、セッションが一巡した後は、受講生がファシリテーターの役を行い、SVセッションをファシリテーションする経験を積んでいく。

　ビデオSVでは、毎回1名が発表者となり、自身の実践を録画した動画をもとに、ファシリテーターのもとで対話的プレゼンテーションを行う。発表者以外のメンバーはリフレクティングチームとなる。セッションは、発表者とファシリテーターの対話に基づいて、1～2回のリフレクションを挟み、最後に経験を共有して終了するのが大まかな流れであった。

　発表者は、SVセッションにおいてはクライアントという位置づけになる。筆者の経験も踏まえて思い起こされるのは、安心感を徹底的に追求したファシリテーションのあり方である。それを可能にしていたのは、リフレクティングチームの活用であった。発表者のプレゼンテーションに関して、感じたことや様々なアイデアなどの言及は、すべてリフレクティングの形態でなされた。その際の重要なポイントは、リフレクティングの際にクライアント（この場合は発表者）の方を向かない、ということである。トレーニングコース全体を通じ、トレーナーからの直接的で明確な指導場面はあまり多くないが、この点に限っては、明確に強調されていた。筆者も、SVを受ける際に「ダメ出しをされるのではないか」「傷つくのではないか」などという緊張を時に覚えたことを記憶している。しかし、上述の構造がしっかり守られた形でファシリテートされると、誰のどのような言及に対しても、それにどの程度向き合うのか、距離をとるのか、取り入れるのか、という態度を自分で決めることができ、大きな安心感につながった。

　ライブSVは、発表者が仕事の場で実際に支援しているクライアントを呼び、クライアントとの実面接の場で行われた。発表者がファシリテーターと共にクライアントとの実面接を行い、他のメンバーはリフレクティングチームとして参加するのである。ミーティングを45分程度で終了し、クライアントのご家族には退出頂いた後、発表者の振り返りの場をファシリテーターがガイドし、終了するのが大まかな流れである。

　筆者自身はライブSVを発表者としては経験しなかったが、ライブミーティングの中でのリフレクティングチーム参加経験は、緊張感とともに胸に感ずる責任を身体に刻みこむような、力強いものであった。異国からの見ず知らずの受講生

に対して、大切な時間と経験と場を共有くださったご家族に対しては、心の底から感謝と尊敬の気持ちがあふれた。本稿を記しているいまも思い出され、胸が詰まる。

　原家族のワーク（FoO）も SV 同様、6 名の小グループ形式で行われた。ただし、SV のグループとは別構成のメンバーで、一人の固定したトレーナーのもとでセッションが継続された。自身の原点への探求から、現在の自身を取り巻くネットワークに至るまで、自分自身を深く見つめなおす、治療的な意味合いも深い、一連のワークである。課題としては、家族療法でも用いられるジェノグラムを作成しグループとシェアするもの、自身の両親など家族へのインタビューを行った様子を録画しグループとシェアするもの、自分が選んだ家族やネットワークのメンバーに手紙を書き、その返事とともにシェアするもの、などがあった。ワークの場では、トレーナーがファシリテーションしながら発表者と対話し、そこにリフレクティングチームからのリフレクションが入る構造をとる。この点は、SV と同様である。

　自身の参加体験として、原家族のワークは、これまで言葉にしてこなかったことを言葉にしたり、あえて触れてこなかった部分に触れたりしながら、自分でも知らなかったことを知り、自身の成り立ちへの理解を深め、新たな意味を得る過程であった。その中では時に、痛みや深い感謝など、実に様々な感情体験があった。他のグループメンバーとのワークは、言葉では言いえない感情の動き、深み、うねりを、自身のなかに感ずる体験を引き起こすものであった。セッションを重ねるにつれ、対話実践の中での自身の意識が変容したように思う。目の前で言葉を発してくださる一人ひとりの方の背景に、山あり谷ありの、すべてオリジナルで唯一の、深く長大な物語が存在しているということに強く思いをはせるようになった。実際のクライアントとのミーティングの中で自身が質問したことが、相手にとっては応答したり言葉にしたりするのに葛藤や苦しみを伴うものであるかもしれない、そのようなことに留意するようになった。言葉を場に置いてくださる一人ひとりの方に、そしてその言葉に、敬意を払うようになったのである。

5 結びに代えて──トレーニング体験の振り返り

　本稿の最後に、自身のこれまでのトレーニング体験を、自身の視点で振り返りたい。継続して学び続けることができたのは、安心できる場を提供してくれたトレーナーと、信頼する受講生の仲間たちの存在があったからである。初めは互いに知らない仲で始まった。対話を重ねるに従い、徐々に徐々に、自分と他者との間に信頼感が生まれ、自身の身体の中に折り重なっていった。それは、クライアントが支援者とともに歩むプロセスのようなものでもあるのかもしれない、とも考えている。不確実なことで溢れるこの世界を、自身がまるで綱渡りのように歩む道のりの中で、支援者がその命綱のひとつを担うとするならば、その綱は簡単には切れない、丈夫な綱であってほしい。命綱を信用できるからこそ、恐る恐るの一歩を踏み出せるのであろうと思う。トレーニングの場であっても、自分にとって重要なことを話すということは、自分のなかの不確かでもろい部分をさらけ出す、リスクを伴うことでもあった。勇気を必要とする場もあった。自分の行動や発言や存在が、何か間違って、自分を危機に陥れたり、他者に害を与えたりするのではないかという危惧もあった。リフレクティングを含むセッションのなかで、否定されず、受容され、応答されるという確かな手ごたえを何回も何回も体を通して味わうプロセスは、「この心配ごとを話しても大丈夫だ」「勇気をもって話してみよう」というように、安心の感覚、信頼の感覚を徐々に自分の中に生んでいったように思う。それはまるで、初めは頼りなかった自分の命綱が、徐々に徐々に何重にも編まれていき、さらにトレーナーや同期の仲間との間に複数生まれていき、やがて丈夫な網になっていくかのような、そんな感覚であった。仲間から応答をもらう度に「大丈夫だ、この綱は頼りにできる命綱だ、この網は安全に受け止めてくれる網だ」と、その手ごたえを確かめながら、一歩一歩、歩みを進められたのだ。

　「安心・安全な場とは何か？」「様々な声が出され、聴かれるためにはどうしたらよいか？」ということは、オープンダイアローグのトレーニングや実践においてきわめて重要なテーマと言える。唯一の答えがあることではなく、自分のなかでもその時によって異なる感覚や言葉になって表現されることだと思う。まして、自分以外の人にとっての答えは、全く異なるのだとも思う。トレーニングの中で、

トレーナーは「こうするといい」ということを直接に言葉にして教えてはくれないが、その理由のひとつはこの「違い」を尊重するがゆえであろう。その前提のうえで自問する。自分は一体何を信頼するようになったのか。何に安心を感じるようになったのか。それは、種々の対話体験を通じてお互いにより深く知ることができた、人そのものであり、複数で構成されたチームやコミュニティでもあり、トレーニングで学んだ対話の技術や態度の産物でもあり、私たちの中で育んできたプロセスそのものでもある、ということのような気がしている。

　これまでのトレーニング経験を踏まえて改めて思うのは、「人間性とは何か」ということである。「人と人とがいかにして、ともに信頼しあい尊重しあうか」という、最も根源の部分である。このことは、自身の人生を送るうえでも、専門家としての仕事を行ううえでも、全ての土台になっているように思う。国も文化も職種も背景も異なる者同士が、出会いに始まって相互に信頼し協働する仲間になるには、十分な時間と、安全な環境での自身の参加というプロセスが必要であった。そのようなプロセスが生成できる対話の場を責任をもって創ることができる実践者になっていきたいと思うと同時に、そのような実践者が養成できるトレーニングの場を提供できるようになっていきたいと、心に強く思う。

文　献

Putman, N.（2021）Introducing Open Dialogue training. In Putman, N., & Martindale, B.（Eds.）, *Open Dialogue for Psychosis*. Taylor & Francis.

コラム4　クリニックと訪問看護ステーションを一体化した実践

西村秋生

1　オープンダイアローグの実践を想定した開設

　斎藤環著・訳『オープンダイアローグとは何か』が 2015 年に出版されたのは、筆者らにとってかけがえのない幸運でした。当時筆者は、それまで勤務していた精神科病院を文字通り「飛び出し」たものの、今後自分は何をしていくべきなのかを見出すことができずにいました。オープンダイアローグに出会ってこれこそが新たな道であると確信し、同時に日本での実践に挑戦したい、という想いでいっぱいになったのを覚えています。そして翌 2016 年、同じように今の精神科医療に疑問をもっていた仲間たちと共に、「だるまさんクリニック」と「訪問看護ステーションふぁん」は始まりました。

　既存のクリニックにオープンダイアローグを導入するのではなく、オープンダイアローグの実践を想定してクリニックを作ることができたのは、大きなポイントであったと思っています。現在の我が国の精神科クリニックは、1 日に数十人以上の外来に対応しなくてはならない状況がほとんどです。それだけ精神科クリニックのニーズが高いのかもしれませんが、一旦このような状況となった後では、ダイアローグのために時間を確保するどころか、クリニックから離れることすら難しかったことでしょう。筆者らは初めからクリニックのコンセプトを訪問診療主体とし、訪問先での滞在時間も 30 分から 1 時間程度確保することを目指しました。移動時間もあり、お会いする方の人数は、丸一日を訪問診療にあてる日であっても平均 4 名程度となっています。訪問看護ステーションも、制度上の訪問時間は 30 分程度と規定されていますが、一枠を柔軟に 30 分から 1 時間程度とし

て、1日4件程度の訪問件数に抑えています。複数名訪問も積極的に行っています。以上のような体制を目指した結果、看護師・作業療法士・公認心理師・医師など多職種のスタッフが複数名で定期的にご自宅に訪問し、1時間程度お話を伺うケースを確保することが何とかできるようになっています。クリニック、ステーションとも採算については、今の診療報酬が大きく変わらなければ、まあ何とか糊口を凌ぐことはできている、といったところでしょうか。

　同じくポイントとして大切だったのは、クリニックと訪問看護ステーションを同一建物で開業できた点です。朝の申し送りはクリニックとステーション両方の職員が同じフロアで行います。それ以外の時間でも、クリニック職員はできるだけステーションのフロアで過ごし、ちょっとした情報でも共有できるようにしています。クリニックのカルテとステーションの訪問記録は同じシステムを使い、簡便に相互閲覧ができるように組みました。その結果、クリニック、ステーションのいずれかを利用している方について、スタッフ全員がある程度の情報をもてるようになりました。これらは、訪問看護が急な対応を要する場合に請求される特別訪問指示書がすぐに発行できるなどの制度上の利点も実現していますが、それ以上に重要な結果をもたらしています。現在クリニックとステーションのスタッフは総勢6名、言ってみれば全員で1チームのようなものです。チーム全体が利用者様のことをある程度知っているということは、とても大きな安心感を生むことにつながっています。

　情報共有のない組織では、時に集団であっても役割が細分化され、それぞれが個人で責任を問われる状況になりやすいように思います。具体的には、担当している利用者の方に起きることは、全てその担当者に帰属するというような感覚になりがちです。しかし、臨床の現場では、難しい判断をすぐにしなければならないことが多々あります。自分一人でその判断をし、その結果に責任を負わなければならないと感じるのはとても苦しいことです。どうしても、保身を優先させてしまうような判断となってしまうかもしれません。日々の情報共有は、その判断に至るまでの経緯を皆が知っているという共有感、そして自分のした判断をチームが受け入れてくれるという安心感を与えてくれるのです。オープンダイアローグにおいて、対応するスタッフは複数名であること、特に危機的な状況ではより多くのスタッフ数が推奨されているのは、このような安心感に基づく冷静な判断

が重要視されているからではないかと思います。

　そして筆者らのチームの最大のポイントは、幸運なことにスタッフの全員がODNJP主催のトレーニングコースに参加できたことです。1年間のトレーニングコースは日程調整など大変な面もありましたが、現在日本にいる中では最も濃厚にオープンダイアローグと触れ合うことができるコースであったと思います。同じく参加された方の中には、自分達はオープンダイアローグの素晴らしさを体感することができたけれど、それだけに職場に戻った時の同僚達とのギャップが辛い、とおっしゃっている方もいました。少なくとも筆者らのチームでは、オープンダイアローグは共通理解の基盤上にあります。そのことでの苦労がない、というだけで、大きなアドバンテージをもっていると思います。

2　オープンダイアローグを実践するとは

　ここまで筆者らのチームの現状についてお伝えしてきましたが、改めて本稿の主題に戻りたいと思います。オープンダイアローグを実践するとは、具体的に何を意味するでしょう。ケロプダス病院で取り組まれていることと全く同じ活動のことを意味するのだとすれば、残念ながら現状は、「実践」とはかけ離れています。現在筆者らが試みていることを説明するとすれば、ケロプダスの完全な再現ではなく、オープンダイアローグに包含される様々な要素を、可能な限り取り込んでいくことなのだろうと考えています。

　オープンダイアローグには、

- 対話実践
- サービス提供システム
- 世界観

の三つの側面がありますが（図1）、このうち最も再現することが困難なのは、「サービス提供システム」であろうと思います。筆者らのクリニックと訪問看護ステーションは、前述のようにオープンダイアローグの実践を意識した体制を心がけています。それでも、ケロプダスで行われている「即時援助」すなわち依頼

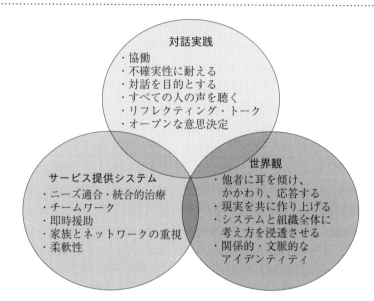

図1　オープンダイアローグの三つの側面（オープンダイアローグ・ネットワーク・ジャパン「オープンダイアローグ 対話実践のガイドライン」2018 年）

後 24 時間以内に訪問することや、「柔軟性」すなわち依頼者の要望に従って毎日でもどこででもミーティングを開くこと、必ず同じメンバーのチームが対応すること等のサービスは、常に実施できるわけではありませんし、実施するとしても通常業務時間外で対応せざるを得ず、かなりの負担をスタッフに強いてしまうのが現状です。

　もしこれらのサービスを定常的に行おうとすれば、そのための人員を業務から外して待機させる必要があります。フィンランドの医療サービスは、公共機関によって提供されており、待機スタッフも経済的に保障されているのでしょう。わが国でも、例えば消防署などは類似の体制をとっていると思いますが、民間企業体であるクリニックと訪問看護ステーションでその体制を確保するのは極めて困難と言わざるを得ません。実はこれらのサービスは利用者、ご家族側からは最も強く要望されるものでもあり、「それができていないのであればオープンダイアローグの実践などまるでしていないじゃないか」とのご批判を受けるのは、忸怩たる思いでもあります。

これに対し、「対話実践」として掲げられているものには、取り入れることが可能な要素が少なくないように思います。対話そのものを目的とすること、すべての人の声を聴くこと、オープンな意思決定、これらは実際のミーティングの際にスタッフそれぞれが心がけることで、これまでの「診療」とは全く異なる対話の流れが出現することを体感しています。また特に、オープンダイアローグの研修を通じて学んだリフレクティングは、現場で活用することでとても刺激的な展開が起きることを実感しています。訪問先の対話の場のみならず、日々のケースカンファレンス（何かを決めるためではなく、理解を深めるための）においても、聞くと話すを分ける対話の形式が、新たな発見を生み出しています。

　ただ、当事者、ご家族とも伝統的な精神医療のイメージがまだまだ強いことは否めません。「結論」や「対処方法の指示」を求める当事者、ご家族の方に、対話そのものが目的であるという考え方は、どうしても物足りないのかも知れません。さらに言えば、そう思いながらも、わざわざ家まで来てくれているのだからと、黙って同席されているご家族の方もいます。潜在する強固なヒエラルキーを感じる瞬間です。

　もっともこれは我が国に限ったことではないのかもしれません。ケロプダスでも現在の体制が整うまで 20 年以上の時間をかけていますし、西ラップランド以外のフィンランドでは、やはり今でも伝統的な精神医療の形態が主流だと聞きます。先を急がず、進んで行かなければと思います。

　そして、以上二つの側面にも増して大切であり、オープンダイアローグの大前提にあるのが「世界観」の側面であると筆者は思っています。他者に耳を傾け、かかわり、応答すること、現実を共に作り上げること、そして「その人のことをその人抜きに決めないこと」、これらが保証されて初めてオープンダイアローグはオープンダイアローグたり得るのではないかと思うのです。そしてその大前提は、オープンダイアローグに専有のものではなく、イタリアをはじめとする世界各地の新たな試みや、わが国でも北海道浦河町に発するムーブメントにも共有されるものではないかと考えています。

3 「私には怒る権利すらない」

　実践を試みる中で、ある利用者の方がおっしゃった、「私には怒る権利すらない」という言葉は、今でも深く耳に残っています。怒りは誰にでも起こりうる感情です。人が怒りを感じる時、そこには様々な理由が在りうるはずです。不当な仕打ちを受けたことに対する反応であることもあれば、異なる価値観の軋轢（あつれき）によるものもあるでしょう。中には身体的な不調による不快感であったり、精神的に余裕がないといった、自身の側の要因が強いこともあるかもしれません。しかし、一たび精神疾患であるとの診断を受けると、時にその方の怒りは全て「病気の症状である」と捉えられ、治療対象とされてしまいます。そこには、物事を考え、その考えを相互に語り合う社会的存在としての人はありません。ただ、病気のために正常な判断ができなくなってしまった人がいるばかりです。「私は怒りをもって伝えたいことがあるから怒っているのに、私が怒ると家族は、『ああ、病気が悪くなった。薬を飲ませなきゃ。』と言うんです」。

　このご家族の対応を、筆者は責めることができません。なぜならそれはまさに、筆者自身がかつて精神医療をそうであると学び、ご家族に対しそうしなさいと指導してきたことだからです。今、オープンダイアローグを通じその世界観を学ぶ中で、筆者はやっと「そうではない考え方もあるかもしれません」と、控えめながら提案することができるようになってきたと思います。「まずは、なぜ怒っているのか、その理由を聞いてみませんか」と。それが、他者に耳を傾け、現実をともに作り上げるということの意味なのだろうと、筆者は思うのです。

　日々の実践において、上記のような対話が常にできるわけではもちろんありません。怒りの感情が錯綜（さくそう）する戦場のような空間で、何一つ言葉を発することもできずすごすごと退却してくることもしばしばです。しかしそんな中でも筆者らは、オープンダイアローグの世界観を大切に胸に抱き、対話実践の腕を磨きつつ、将来この国のシステムが少しでも良くなってくれることを夢見ながら、今在るシステムの中でできることをやり続けていこう、と考えています。

コラム5 精神科訪問看護という、ひととの出逢い方

――オープンダイアローグでつながり深まる世界の中で

三ツ井直子

1 出逢いの舞台は暮らしの中にある

東京23区のはずれにある練馬区で、季節や天候のうつろいを五感で感じ取りながら自転車に乗って、精神科の訪問看護を行うステーションで私は働いていた。

私たちの訪問看護を希望してくださり、医師から精神科訪問看護指示書が出た場合に、初めてその利用者さんに出逢うことができるのだが、これは、なんとも特殊なひととの出逢い方だとしみじみ思う。病院の中で、治療を受けるために入院してきた患者さんと看護師として、入院期間という限られた時間と、病室という空間の中でそのひとに出逢う出逢い方とかなり異なる。

訪問看護の出逢いの舞台は日常だ。そのひとの生きる人生の時間の中で、そのひとが暮らしている空間で出逢っていく。時間の流れもおひとりおひとり異なっているし、生活空間に対する思いも100人いれば100通りだ。普段着にリュックを背負って毎週現れる私たちを部屋の中に招き入れてくださって、私たちは同じ時間を共有する。知らない人が自宅にやって来る、こんな出逢い方をする関係性は日常生活ではまずない。そして、どれほどの人が月に4～5回同じ友人と逢って話をするだろうか。濃厚で唐突ともいえる、いきなり人生の中に入り込んでいくような形で私たちはそのひとに出逢っていく。このことを忘れてはいけないと常に心に留めている。病院からの退院の条件で利用を勧められることも多々ある訪問看護ではあるが、入り口はそうであっても、出逢うことを受け入れてくださることが、なによりありがたい。

日常、誰かと出逢うときは、ひとはひとをみて、選択的に話をし、誰かれ構わ

ず、自分のこころのうちを話すということはまずしない。相手をみて、応答されていることばや態度から直感的に話すことを選んでいるのだと思う。でも医師や看護師、医療や福祉に携わる立ち位置で、人々と出逢うときその人は、日常的に選択的に話す内容を選ぶこととは違って、ご自分の内側の、辛く苦しいお話をしてくださる。それは、私たちがどういう人間であるかを直感的にみて、会話が繰り広げられる日常の関係性を超えていて、その方が話をしてくださることから、すでに関係性が始まっていく。その方と深く出逢っていける可能性をも秘めているため、自分自身が、その方が話してくださることを、あるがままに受けとめることができうるひとであるかどうか、そこはとても大切な核であると思っている。技法を身につけるという考え方ではなく、自分が人と出逢い、知り合っていく過程での、自分の癖を知り、あるがままの相手と知り合っていけるようになるためにはトレーニング、自己洞察は欠かせない。

　出逢いがなければ何も始まらない。出逢いからさまざまなことが始まって、つながっていくのだ。ひとのこころの世界は深くて広い。大切に手間ひまかけて、ひととも、自分とも出逢っていけたらと思いながら、晴れの日も雨の日も、自転車を漕いで、そのひとの暮らす家に訪ねていく。

2　オープンダイアローグとの出逢い

　フィンランドでオープンダイアローグという精神科医療のアプローチがあると始めて聞いたのは、2015 年の 5 月に都立松沢病院から訪問看護ステーションに転職してすぐのころだった。精神科医の森川すいめいさんと一緒にフィンランドに行く予定だった訪問看護ステーション代表の子どもがこの世に誕生してくる日がその時期に重なり、英語を話せる人間がたまたま誰もいなかったことから、幸運にも入社したばかりの私が行かせていただけることに決まり、その年の 9 月スウェーデンとの国境を有するフィンランドの西ラップランド、オープンダイアローグが生まれた町トルニオへ、アポなし、すべてを出逢いに任せて、街の空気を肌で感じる旅に出た。29 歳から 9 年間バックパックを背負って旅しながらストリートで覚えた英会話と出逢いの奇跡を信じてきた感覚が、この後ずっと、私をオープンダイアローグに出逢わせてくれることになる。2015 年度最後のケロプ

ダス病院の研修に参加することができ、歴史的背景や7つの原則についての講義を聞き、そしてリフレクティングを3重構造で体験させていただいた。この町で精神の病を持つ人が癒され続けている事実、その秘訣はいったいどこにあるのだろうと、作業所や保健センター、スクールナースを訪ねて町中を歩き回った。どこに行っても突然訪ねてきた日本人をこころよく迎え入れてくださって、つながる支援が町の中に広がっていることを話してくださった。「つながりは自然にはできないの。だから私は歩いてその人に会いに行くのよ」と作業所のスタッフが語ってくださったことが強く印象に残っている。

　日本に帰ってきてから、すぐに勉強会を開きはじめ、練馬で3年間18回、のべ1600人の方々とオープンダイアローグについて語る場を開いてきた。初年度は、精神科医森川すいめいさん、単身でケロプダス病院に研修に行かれていた看護師の下平美智代さんとフィンランド在住のムーミン研究家森下圭子さん、『オープンダイアローグとは何か』の著者である精神科医斎藤環さん、初めてケロプダス病院を訪ねた日本人、リフレクティング研究者で臨床社会学者矢原隆行さん、北海道浦河べてるの家の向谷地生良さんにお越しいただき、講演会形式で仲間づくりができる工夫を盛り込んで場を開いていった。2年目は、地域でのネットワークを作りたいと考え参加者の人数を少なくして、自分たちの考えを語り合える場を模索しながら継続した。その後も3回西ラップランドのトルニオに通い、一度は練馬勉強会の中で出会った仲間と一緒にケロプダス病院を訪ねている。こんな時間の経過の中で、オープンダイアローグという実践を行うためには、対話実践を行いたい人びとと共にお互いが聞かれる体験を重ねていくことが欠かせないのだということに気づいてきた。自分の中での内的対話を深め、自分自身の反応の癖を知っていき、目の前の人の生きる世界を、評価することなく、解釈することなく、分析することなく、感じ取ることができるように。そして聞かれる体験が町の中で当たり前のようにできる場を地域の中に作り出せたとしたら、ひととひととのつながりは今よりも少し深まっていくのかもしれない。

3 聞かれる体験を通じて、主観的世界の中での感情が伝わっていく

　ひとはみな主観的な世界に生きていて、他者の世界も自分が体験したことがあることから想像して認識しているのだとしたら、ひとの話を聞くときに私たちはどのように聞いていけばいいのだろう。訪問看護の中で、これまでご自身が体験してきたことを病院では妄想だと言われて、話を聞いてもらえず、一生薬を内服するように言われて、長い間ご自身の体験を人に話すのを止めていたと語ってくださった方がいる。その方の話を聞きながら、ふと思ったのだ。彼の体験している世界を私が体験できないのと同様に、彼も私が体験している世界を体験することはできない。すべての人が主観的な世界で生きていて、その世界を他者は体験することはできないのだとしたら、どちらかを精神病的体験、どちらかを現実的な体験と線引きする境界はいったいどこにあるのだろう。

　私は訪問看護の中で、お話をうかがうときにオープンダイアローグの大切にしている要素を意識しながら聞く。目の前にいるそのひとが見ている世界をありのままに語っていただけているか、いまここで語りたいことを語れる空間を作ることができているか、自分の聞きたいことを質問攻めにして話の方向性を変えてしまっていないかどうか、そしてその方のこころが動いていることは何なのかをじっと見つめながらその場にともにいる。そしてその人のこころが動いているところを摑めたときには、自分がそのときその場で感じていることを重ねていく。

　訪問看護は生活の中で出逢いがあるため、その方が好きなものや、得意なことなどを知っていく機会が多くある。また人生の様々な場面で地層のように重なってきた思いは、出逢っていく月日の中で、表面化し語られるときがやってくる。それは、かけがえのない時間と空間だ。どんな思いで、いま語ってくださっているのであろうか、語られた思いを受け止めて、いま自分がどんな思いを抱いているのかを、「はなす」ことと「きく」ことを丁寧にわけて、重ねていく。主観的な世界の中で起こっていた感情は聞き手に伝わり、応答されることで、また新たな思いが呼び起こされていくだろう。

4　統合失調症を持つ弟の姉として、精神科訪問看護師として

　私には統合失調症と診断された弟がいる。かれこれ四半世紀を彼はこの診断と共に生きてきた。彼は私にとっては50年間ずっと弟だ。母のおなかの中にいたときは話しかけて、生まれてきてからは毎日一緒に遊んだし、よく意地悪もした。6歳の時、母に反抗して2歳の弟を連れて家出をしたことがある。自宅があった団地のベランダ下の空間で寝泊まりしようと計画し、一緒に家を出てきてくれた弟に、草をたくさん敷き詰めてアルプスの少女ハイジみたいなベッドを作ってあげたかった。草取りをしている間に、私たちを探す母の声に嬉しそうに「ママ〜」と駆け出して、あっさり私を置いてきぼりにしてうちに帰ってしまった弟。「ちぇっ」と集めた葉っぱを蹴散らして、母が迎えに来てくれるまで拗ねていた幼い自分。日常のなんでもない家族の思い出がたくさん記憶の中にしみこんでいる。

　彼が私たち家族にとって統合失調症患者であったことは一度もない。病気になる前も病気になった後も、彼の人生は続いていて、他者とは異なる恐怖や不安な体験をするようになってからも、彼はいつだって心優しい。弟は「患者」として生きているのではなく、自分の好きなこととともに暮らしていることを私は知っている。37歳で日本に戻った私は、看護師免許を取って精神科病院で働き始め、6年目に白衣を脱いで街に出た。先に書いたようなオープンダイアローグと出会っていく日々の中で、診断の向こう側に誰かの体験を閉じ込めてしまうようなかかわりでは、心が癒えていくことは難しいのではないかという思いは確信に変わっていった。

　弟が調子を崩しかけたときに、同僚の看護師と、弟と同じ病を持つ青年にダイアローグの場を開くために訪問してもらったことがある。弟が自分の不安を語る姿に、主観的世界で起きている体験を真剣に聴いてくれる家族以外の他者がいることで、世界が広がっていく感覚を得た。調子が安定してから、その時の体験を弟にインタビューしたところ、会話の中での妥協について話してくれた。「自分の体験を誰かが完全に理解して一緒に体験してくれるとは思っていないんだ。常にどこら辺までわかってくれるかなと探りながら話すことを選択していて、そこには妥協もあるよ。僕の話を真剣に聞いてくれることは本当にありがたかったし安心できた。だけど、やっぱり妥協はあったんだ。姉ちゃんにも母さんにもある

んだよ。精神の病気を体験している人には、すっと話せることがあるんだなって思ったよ」と。彼が統合失調症とともに生きてきた長い年月で、自分の言葉や体験している世界を理解してもらえない経験を積み重ねていることが「妥協」という言葉から伝わってきて、彼の強さを尊いと思う。安心して思いをことばにできること、同じ場にいるひとの感じる思いが重ねられていき、閉じていた世界が誰かの世界とつながり、多様な価値観が存在するあるがままでいられる世界を作ることができたなら、ゆっくりとこころは癒えていかないだろうか。

5　オープンダイアローグと出逢って6年経った今、思うこと

　自分にとってオープンダイアローグに触れる日々は、人と向き合い、自分のできれば見ないで過ごしていきたかった部分をも直視していく感傷性をともなう苦しい旅だと感じてきた。世界を知覚する時に、好きと嫌い、良いと悪いで代表されるような二極化した自分の反応が誰かの世界をありのままに聞くことを妨げてしまうのではないかと気づいていても、自分の反応から離れることの難しさを痛感する日々は今も続いている。

　この文章を書いてから約3年が経過していて、今、私は友人と法人を設立し、小さなリフレクティングの会という勉強会を継続し、自分達の訪問看護ステーションの開設準備を行なっている。「ひらく、つづく、あれもこれも」というおまじないのような理念を真ん中に置き、日々の暮らしの中で人と人との間に生まれる「場」と「間」を育くみ、一人ひとりの心と身体の声が聞かれ、また私たちの声を重ねていくことで、「何度も出逢っていく（re-spect）」「プロセスを続けていく」「多様であることに価値を見出す」ことを大切にし、コミュニティメンタルヘルスケアの実践と探求を続けている。

　対話主義、この道は1人では歩いていけない。治療文化の概念が変わる日は、いつかきっとやってくる。そう信じて仲間とともに、自転車漕いで、扉を叩いて、今日も、明日も町で暮らす人々と出逢い続けていきたい。

コラム6　琵琶湖病院における対話実践の取り組み

村上純一・山中一紗

1　はじめに

　琵琶湖病院では、2017 年から対話実践を志向した取り組みを一部のメンバーで始めました。ここでは、伝統的な精神医療が主流である単科精神科病院での対話実践の実装を考えます。

2　対話実践との出会い

　従来、筆者の一人（村上）は、病院で医療を中心に医師主導の方法で診療に携わり、長期入院や頻回の入院、急性期での強制的な処遇が生じやすいことに、壁を感じていました。打開策として 2009 年に訪問看護ステーションの設立事業に参加しました。これを境に、入院ありきの手法から地域支援に視点が広がりました。実際に、ステーション開設後は地域生活の定着が進んだと感じます。

　さらに 2011 年には、アウトリーチ事業が始まりました。地域では、専門家主導でのアプローチは意味をなさず、安心できる人とのつながり、食事や休息の場の確保といった当事者のニーズに意味があると痛感しました。さらに、ニーズにあった支援には多職種・多機関連携が必要だと感じました。

　これらを踏まえ、2015 年頃から、従来は主に専門家同士で協議し、方針を決めてから当事者や家族を説得していたケースカンファレンスを、冒頭から当事者や家族に参加いただく形式にしました。一方で、この方法では本音が出なかったり、当事者の頭を飛び越えた議論になったり、力づくで説得したりと、難しさが

161

ありました。試行錯誤していた 2017 年、オープンダイアローグと出会い、改めて人を中心とするあり方を学びました。

　様々な職種や当事者経験をもつ方からの学びを共有頂き、カンファレンスは徐々に心理療法的側面を帯びるようになり、治療ミーティングにシフトチェンジしていきました。従来にはなかった場の空気感に心を動かされ、色々な変化が結果的に生じました。治療ミーティングで、これまで語られなかったおもいを聴けること、話せること、感情が共有されてネットワークが修復されることを実体験し、対話実践を学び始めた参加者もいます。従来は、当事者や家族に定型的な支援へ歩み寄ってもらう印象がありました。対話実践では、真にオーダーメイドで、関わる人々の幸せを、みんなで模索できると感じます。また、治療ミーティングの間にも、ネットワークにおける対話・個々人の内的対話が促進され、変化が生じることを経験します。

　2019 年には、チームでの対話実践を目指して、地域移行の取り組みにおいて対話実践を取り入れた治療ユニットが発足しました（表1）。

　振り返ると私たちは、伝統的な方法論が中心を占める日本の一精神科病院で、対話実践と出会うまでに段階的な価値観の転回や反転を経験してきたのだと感じます。システム中心のあり方で感じていた息苦しさや倫理的な問い、その一つ一つをチームで経験してきたからこそ、それぞれが適度な差異として私たちの価値観に変化をもたらしたのではないかと思います。

表1　対話実践との出会いまで――段階的な価値観の転回・反転

年	発足・開始した取り組み	考え方や枠組みの変化
2009	訪問看護ステーション	入院機能だけでなく地域機能も
2011	アウトリーチ事業	医療中心から生活支援中心へ
2015	当事者参加型ケース会議	一方向から双方向へ
2017	OD を目指した治療ミーティング	施設中心から人中心へ 管理ベースから権利ベースへ
2019	地域移行ユニット	チームでの対話実践へ

3 当院での対話実践

　2021年8月現在、私たちは常勤22名、非常勤15名の地域移行ユニットチームを中心に対話実践に取り組んでいます。精神科病院においてチームで対話実践を導入する上で時間をかけて対話の場を重ねるプロセスを経験でき、システムにおいて大きな価値観の転回を徐々に経験できるため、地域移行の取り組みは対話実践の実装と相性が良いと感じます（表2）。

　活動は、治療ミーティングを中心とした個別の協働的関わりと、ユニット全体の取り組みの両面を重視しています（表3）。個別の治療ミーティングでは、当事者、家族、多職種が参加し、オープンダイアローグ・ネットワーク・ジャパン（ODNJP）の基礎トレーニングコース修了者・参加者が、場の会話を協働的に紡ぎます。ユニット全体の取り組みとしては、当事者全体や多職種スタッフ、ピア

表2　地域移行ユニットのスタッフ

職種	常勤	非常勤
看護職	10	2
ケアワーカー	4	4
作業療法士	1	1
ピアスタッフ	0	5
公認心理師	1	1
PSW	4	0
精神科医	2	1
秘書	0	1

※スタッフは他ユニットとの兼任を含む

表3　場と頻度

場	頻度	備考
治療ミーティング	2週に1度以上	当事者、家族、多職種
スタッフミーティング	週に1度	価値観の交換
全体ミーティング	週に1度	生きた経験を運営に
ピアサポーターミーティング	月に1度	生きた経験を共有
グループホーム準備ミーティング	週に1度	
病棟での日常		心理療法的なコミュニティを目指す

サポーターを交えたミーティングを軸に、外出や院外の人々との交流、当事者研究等を行っています。治療ミーティングでは、当事者、家族、看護スタッフの体験など、本人や身近にいる人の経験の専門性を重視し、長年膠着状態にあった生活を見直します。外出や外泊を重ね、従来の枠組みに囚われず、退院したいという声を、できる限り実現できるよう考えています。声をうかがう場を設けることで、これまで長い間話されなかったナラティブが共有されていきます。その声に、チームで応じていく中で、時にダイナミックな変化が生まれることを実感しています。チームは、病棟を心理療法的な場にというニーズ適合型治療の理念を踏襲しています。その上で、スタッフミーティングにおける価値観の交換は重要です。それぞれの職種における役割の違いや、一人の人として大切にしていることを共有できると、尊敬し合いながらシームレスな協働を実現することにつながると感じます。

4 対話実践と出会ってから——私たちには何が必要か？

　対話実践と出会い、ワークショップなどで学び、実践で試行錯誤を重ねる中で、たくさんの価値観、リソースと出会いました。いずれも、私たちにとって重要な要素であると感じています。

　その中のいくつかを、表4に示します。

　オープンダイアローグの組織文化では、互いの価値観を着実に交換し、話し合い続けることが大切だと感じています。その中で、アラネンが提唱するニーズ適

表4　価値観とリソース

リソース	テーマ	アクション
ニーズ適合型治療 （Alanen）	病棟を心理療法的コミュニティへ	チーム SV ピアラーニング
Understanding Psychosis and Schizophrenia（2017）	精神病は他の心理的問題と同様に理解し、治療できる。 投薬を強いるべきではない。	減薬・薬物療法終了
トレーニングコース	聴いてもらう経験 対話は対話によって学ぶ	ピアラーニング
WHO（2021）	人間中心・権利ベース	

合型治療における病棟を心理療法的コミュニティにするという理念はとても重要だと感じています。このため、チームスーパービジョンやスタッフミーティングで、少しずつ価値観、考え方を話し合っています。

次に、英国心理学会から発行されている「Understanding Psychosis and Schizophrenia」も、対話実践を実装する上でとても重要な道標となっています。このガイドブックでは、精神病は他の心理的問題と同様に理解し、治療できるということを示し、薬物治療については、有用ではあるものの、強制的な投薬には反対しています。従来の文化では、精神病とよばれる状況を脳機能の異常と捉え、当事者の意向によらずバランスを修正することが重視されてきました。このため、多くの方において長期にわたる多剤併用の処方実態がありました。その結果、日常生活で便秘などの身体的対策が必要となったり、歩行や動作がしにくくなり、地域移行に差し支えるという状況が生じていました。話し合いながら、徐々に減薬を図り、生活支援中心、心理療法面をより重視した関わりに変更します。

次に、私たちが話にどう耳を傾けるかという姿勢に関することです。筆者の一人（村上）は、20年近く、「どう事態を変えていくか」ということばかり考えてきたように思います。いきおい、話を聞いていても頭で考える癖が今も含めて続いています。でも、ワークショップで自分自身が悩んでいるとき、「ただ、きいてもらう」「リフレクションで、スペースをつくる」ことがどれだけありがたいことか、実感しました。対話は、まさに対話によって学ぶということを感じました。この感覚を、どのようにプラクティショナーを目指す方と共有できるかが大事なテーマです。そのために、ピアラーニングを継続しています。

そして、2021年にWHOから公表された「Guidance and technical packages on community mental health services: promoting person-centred and rights-based approaches」における、メンタルヘルスサービスにおける人間中心、権利ベースのあり方は、私たちの実践にとって根幹の部分をなすと感じています。これをいかに実装していくかが、今後も中心のテーマとなるでしょう。

5　Aさんの事例

地域移行ユニットから退院された、Aさんの事例を紹介します。ユニット開

設前は、「人前で服を脱ぐ」「人の食べ物をとってしまう」等を理由に保護室での隔離を余儀なくされていました。Aさんは、閉じ込められるために強い恐怖を訴え、泣き叫んで暴れるといった行動が生じ、悪循環となっていました。夫は、毎日来院されていましたが、自由な面会が困難でした。外出も制限的で、夫は、病院に対する不信感を訴えておられました。

　ユニット開設後は、治療ミーティングを通して、Aさんの家族に対するおもい、家に帰りたいという気持ち、でも帰れないのではないかという不安が、感情を伴って家族やスタッフに共有されました。夫は、「1対1では聴けないおもいが聴けるようになった」「スタッフに迎えられていると感じて安心できるようになった」と話されるようになりました。Aさんの「できることを増やしたい」という声に応じ、多職種で様々な創意工夫がなされました。並行して減薬を進め、副作用による不自由さが徐々に軽減されました。Aさんは懸命に努力され、実際にできることが増えていきました。外出について、夫は当初は慎重でしたが、次第に積極的に行ってくださるようになり、だんだんとAさんが自宅で過ごされる時間が長くなっていきました。外泊中に、自宅での治療ミーティングも実施しました。安心感が高まることで「症状」も消退していき、隔離を終了することができました。

　退院について、ご家族の慎重さとスタッフのおもいとの間にずれが生じていた時期もありました。しかし、治療ミーティングを重ねる中で、夫の夢が語られ、Aさんが自宅で生活されるビジョンが共有されました。そして、5年間の入院を終えて自宅へ退院されました。その後、ご家族と穏やかに生活しておられます。

　治療ミーティング導入前は、ご本人の「お家に帰りたい」という切実な声に、何とか応えたいと思いながらも、各職種の個別的な関わりでは有機的なつながりが生まれず、とても悩んでいました。声を聴く場を重ねることで、Aさんや家族、スタッフのリソースが発見され、大きな変化が生まれることを実感しました。

6　取り組みを通じた変化

　地域移行ユニットでの取り組みを通じて、様々な変化が私たちに生じました。第一に、私たち自身が伝統からの脱却を望んでいるという気づきです。

第二に、「繋がること」を重視した結果、病院の中と外との風通しが少し良くなったことです。精神科病院は閉鎖的になりがちですが、私たちは内外の垣根を取り払いたいのです。

　第三にユニットでの神経遮断薬の使用量の変化です。クロルプロマジン換算で927.5 ± 720.2mg（2019 年 9 月）から　696.3 ± 500.6mg（2021 年 6 月）へ減少しました。それでもまだ多い状況にあり、引き続き減薬していきます。ユニットでは様々な関わりをへて 7 人の方が地域移行（18.3％）し、現在他の方々にも地域移行の流れが生まれています。病院全体の文化への影響としては、行動制限の減少、ケース会議への当事者参加に繋がりました。

7　おわりに

　当事者、家族、チームメンバーそれぞれにリソースが潜在することを日々感じます。精神科病院では閉鎖された空間に様々な権力構造が作用しており、無自覚に力が誰かを疎外したり、傷つけるリスクは高いと感じますので、少しずつ対話の場を重ねることはとても大切です。治療ミーティングでのプロセスにも似て、一歩ずつ、時に大胆に、転回が生まれる不思議さが、対話実践に魅了される一つの理由かもしれません。

文　献

Alanen, Y.（2009）Towards a more humanistic psychiatry: Development of need‒adapted treatment of schizophrenia group psychoses, *Psychosis*, Volume 1: 156-166.

Cooke, A.（ed.）（2017）*Understanding Psychosis and Shizophrenia.* The British Psychological Society.（https://www.bps.org.uk/what-psychology/understanding-psychosis-and-schizophrenia）

WHO（2021）*Guidance on community mental health services: Promoting person-centred and rights-based approaches.*（https://www.who.int/publications/i/item/9789240025707）

コラム7　オンライン診療の実態とリモート対話実践プログラム（RDP）

斎藤　環

1　オンライン診療のメリット・デメリット

　コロナ禍を機に、私たちの日常に「新しい生活様式」が導入された。その最たるものの一つが「オンライン」であろう。三密回避とソーシャル・ディスタンスの掛け声の下で、多くの領域で「対面」が自粛されリモート化、オンライン化が進んだ。

　オンライン診療そのものは2018年の診療報酬改定で保険適用されていたが、まだ対象疾患は限られていた。しかし、新型コロナウイルス感染症が拡大していることに鑑みた時限的・特例的な対応として、2020年4月10日付で厚生労働省から通達が出され、それまでは認められていなかった初診も含め、オンラインによる医療相談・受診が可能となった。

　もっとも、これはいささか遅すぎる動きだったのかもしれない。たとえばアメリカでは、かなり早くから精神科でも遠隔医療が導入されており、放射線科や病理と並んで、遠隔医療の利用率が高い（Kane & Gillis 2018）。もちろん国土の広いアメリカ独自の理由もあって、僻地地域開発の一環として遠隔医療の普及が推奨されたこと、多くの保険会社が遠隔医療に、対面医療と同等の請求を認めていることもこうした普及を後押ししたと考えられる。

　岸本泰士郎によれば（岸本／斎藤ほか 2021）、アメリカやカナダでなされた調査研究では、遠隔医療と対面医療を比較した結果、診断や治療の効果においてほぼ差はないとされている。確かに、DSM-5やICD-11などの操作的診断基準を重視する立場であれば、記述可能な症状が揃えば診断は成立するわけで、身体的な

検査の比重が比較的小さい精神科診療が遠隔医療向きなのは当然とも言える。

　しかし、そうは言ってもオンライン診療が良いことずくめとまでは言えない。以下に、オンライン診療のメリットとデメリットを検討してみよう。

　まずメリットとしては、なんといっても「通院せずに済むこと」がある。移動せずに自宅や自室で診療ができると言うことは、患者側の負担軽減にもつながるし、医師の側も患者の生活環境などを知る良い機会となる。特に遠隔地の患者、ひきこもり傾向の強い患者にとってはメリットが大きいであろう。もちろん患者、治療者双方にとって、感染リスクの低減にもつながるということもある。また、同居している家族も必要に応じて気軽に参加できるということも重要である。本人の訴えと家族の訴えを訊くことで、本人の状態が立体的に把握でき、家族関係の理解を深めやすくなる。

　これに限らず「場所の制約がない」メリットはほかにもある。自宅に限らず、出先のホテルや職場などから診療を受けられるならば、診察のために仕事を休む必要がなくなる。もっとも、診察を理由に休養日を設けることも大切なことなので、これは一長一短とも言える。

　受付のスタッフや待合室の患者と顔を合わせることが大きなストレスになるという人にとっても、オンライン診療の恩恵は大きい。診療は主治医とだけ話せば済むのであれば、診療を受けることの敷居もかなり下がるであろう。薬も最寄りの調剤薬局で受け取れるので、会計や調剤で長時間待たされるという負担も軽減できる。また、以上のメリットゆえに、診療の中断が起こりにくくなることも期待できるであろう。

　では、デメリットについてはどうだろうか。

　オンライン診察では、身体的な診察ができない。血圧などは簡易な血圧計を患者に使用してもらってデータを教えてもらうことはできるだろうが、聴診や触診、採血や処置などは不可能である。精神科において身体的所見が得られないことは、他科に比べればそれほど大きな不利益ではないという考え方もあろうが、もちろん身体情報はこうしたことに限らない。

　これは精神科の診察に限ったことではないだろうが、患者がドアを開けて入室し、まなざしが交錯し、椅子に腰掛けるまでの一連の動作、顔色や表情の変化、息づかい、声の調子、そうした印象を総合するところから診察は始まっている。

オンライン診療では、こうした要素は当然ながら伝わりにくい。また後述するように、対話実践においても身体性による媒介は大きな意味を持つとされている。それゆえ診断の精度という点では、オンライン診療は対面診療に到底及ばないという考え方もありうるだろう。

実際、電話再診やオンライン診療が可能になっても、精神科に関して言えば、そのニーズは意外に少ないようだ。統計上も外来患者が激減した小児科などに比べて、精神科の外来患者数は、コロナ禍でもそれほど減っていない。筆者の勤務先でも、電話再診を希望する患者はほとんどいなかった。対面で会って話すことの価値は、患者にとっても当方の予想する以上に大きいのかもしれない。

とはいえ、コロナ禍の長期化とともに、オンライン診療には単なる対面診療の代替以上の意義がある可能性が見えてきたのではないか。

IT技術の進展により、ソフト、ハードともに品質が向上し、ネットのインフラの整備も進んだ。従来の電話再診に比べ、ZoomやTeamsを用いた診療は、顔も見えるし音質もかなり良く、それなりに実用性は高い。対面で会えてもマスクでろくに表情が見えない現状では、全員の顔がよく見えるオンライン診療のほうが情報量が多いとも言える。

筆者はひきこもりを専門とする精神科医だが、ひきこもりの支援におけるオンラインの価値は対面以上に高いとも言える。これまで、ひきこもり当事者の多くがなかなか受診に至らず、家族のみの相談を続けざるを得ないことが支援の障壁になっていた。しかしオンライン診療を導入して、はじめて当事者と画面越しに会える機会が少しずつ増えてきた。外出のみならず、電車やバスなどの交通機関の利用に抵抗を感じる当事者は少なくない。自宅に居ながらにして参加できるという点は、診療へのハードルをかなり下げてくれるようだ。もちろん家族も同じ画面に参加できるし、治療チームで対応する場合なども、遠方の治療者などとチームを組むことが容易になる。診療に限らず、ひきこもりの支援におけるオンラインの活用は、支援対象や支援地域の拡大という点からも、今後の発展が期待できる領域である。

2 対話実践への応用

　筆者は現在、診療場面で、限定的な形ではあるがオープンダイアローグ（以下OD）的な対話実践を試みている。ODについてもご多分に漏れず、コロナ禍でミーティングが三密回避のために中止となったが、一部の患者についてはオンライン対応を試みた。これは、治療チームと患者チームがZOOMなどを用いてOD的な対話を行うというものである。

　ODの理論的主導者であるヤーコ・セイックラによれば、対話実践はリモートでは難しいとされている。対話実践においては「語られた言葉」と同等かそれ以上に、「今ここ」での非言語的なやりとりが重要となるからである。すなわち「身体的なジェスチャー、眼差し、そして声のイントネーションに注目します。これは多くの場合、（たとえば）涙や不安な表情といった、口述記録だけでは見えない要素を観察することが含まれます」（Seikkula & Arnkil 2014）。また、患者への共感を示す際にも、治療チームメンバーのしぐさや表情といった要素が重要な意味を持つ。これらの非言語的な要素は、オンラインでは伝わりにくい。

　あるいは「間主観性」という点からも、オンラインは不利な点が多い。セイックラは、次のように記している（Seikkula & Arnkil 2014）。

　「対話をしていると、間主観的な意識があらわれてきます。私たちの社会的アイデンティティは、自分の行為を他者の行為に合わせていくなかで構成されます。互いにリアルに接触し、互いに合わせていくなかに、生きた人間が立ち上がります。それはダンスにも似ています。誰もダンスの最中に、言葉で考えたりコントロールしたりしようとする人はいないでしょう」。

　そう、彼によれば対話とは音楽でありまたダンスでもある。このダンスを通じて、人は、他者の目を通じて自分を見ることが可能となる。コールウィン・トレヴァーセンが述べたように（Trevarthen 1990）、両親と生まれて間もない子どもは、表情や手振りや発声の強弱を使って、相互に感情を調律しあう優雅なダンスをはじめる。このような「対話」が間主観性を育むのである。間主観性の成立は、メンタライジングや「心の理論」のような、自分や他人の精神状態を想像し理解するための、いわば社会的認知につながる能力を促進する。あまり指摘されていないが、ここにも対話実践の治療的なメカニズムがある。このような間主観

性を育てる「ダンス」もまた、オンラインでは極めて困難であることは想像に難くない。

　ところで今回のコロナ禍では、OD 発祥の地であるフィンランド・トルニオ市のケロプダス病院においても、対話実践に Zoom を導入せざるを得なくなったという。現在は対面でのミーティングも、かなり復活しているようだが、オンラインを導入してみた結果は意外なものだった。実は「リモートでもかなりの成果があげられる」ことがわかってきたのである。ちなみにケロプダス病院の看護師でOD トレーナーでもあるミア・クルッティは、感染者が減って対面ミーティングができるようになって以降も、部分的には Zoom を愛用しているとのことだった（オープンダイアローグ・ネットワーク・ジャパン［ODNJP］のトレーニングコースについての打ち合わせでの発言）。もっともこれは、彼女がトレーナーとしての海外出張が多いと言う理由によるのかもしれない。

　先述の通り、私たちの臨床現場でも、一部の事例でオンライン会議ソフトのZoom を援用した対話を試みる機会が増えた。その結果、これが意外なほど効果的であり、実用に耐えることがわかってきた。リモートでの対話実践を経験した患者の感想としても、「対話の経験は対面とほとんど変わらない、むしろ自宅でできるのがありがたい」といった反応が多く聞かれた。

3　リモート対話実践プログラム（RDP）

　筆者は Zoom などをもちいたオンライン上での対話実践を、仮に Remote Dialogical Practice（RDP）と命名した。これは広義の Telemedicine（遠隔医療）に含まれる。Online Dialogical Practice としても良いのだが、一般には "remote medicine" のほうが "online medicine" よりもしっかり定義づけられた言葉として普及している点、また略称にする場合、online だと ODP となってしまうため、通常のオープンダイアローグの略称 OD と混同されやすい点などを考慮して、remote の語を採用した。

　オンライン診療のメリットについては先述したが、それ以外にも RDP にはさまざまな利点がある。その最大のものは、地域や所属機関の制約を受けずに治療チームが組める点であろう。筆者は現在、複数の治療チームのメンバーとして

RDP を実践しているが、そのうち一つのチームでは、メンバー全員にリアルでの面識がない（ただし、全員が ODNJP のトレーニングを受講中の医療関係者であるという点で信頼性は担保されている）。彼らは私の自宅から 100 キロ以上も離れた都市にいて、同じく遠隔地に住む患者とその家族と、定期的に対話実践を試みている。同じことを対面でやろうとすれば、移動だけでも確実に半日がかりの仕事になるであろうが、リモートならば自宅にいながら 1 時間程度パソコンに向き合うだけで済む。治療チーム、患者とその家族、双方にとっての物理的な負担軽減という点からもメリットは大きい。

　しかしそうだとすれば、RDP の欠点である、セイックラらが指摘しているような身体性の欠如や非言語的なコミュニケーションの成立しがたさについてはどう考えるべきだろうか。

　これを説明する一つ目の仮説として、リモートであってもある程度は非言語的なコミュニケーションができているという可能性がある。二つ目の仮説としては、対話実践において非言語的な要素の比重が従来考えられていたよりも大きくないという可能性がある。後者などは、OD 実践者からは多くの異論が出されるであろうが、筆者はいずれの仮説も現時点では排除できないと考えている。特に「OD における身体性」は、セイックラらによる生理学的な検証を例外として、ほとんど未検証の「実感」として自明の前提になってきたのではないか。もし RDP が身体性を媒介しにくいとすれば、RDP の有効性の検証を通じて、逆に「OD における身体性」の位置付けについての理解も進むであろう。

　RDP が、身体性の媒介なしに有効であるとすれば、それはなぜだろうか。

　RDP は「身体性」は媒介されにくいかわりに、物理空間に拘束されないという意味で、対面では困難なさまざまな工夫が可能となる。たとえば治療スタッフがソーシャルワークのアイディアを出す場合、社会資源の資料や HP を画面上ですぐに共有できる。あるいは患者が表現活動に関心があるような場合、作品の図像やテキストを共有したり、場合によっては歌やダンスを披露したりすることも RDP ならば容易であろう。

　さらに重要なことは、対話の回路を拡充できるという点である。すでに述べた通り、RDP は物理的／時間的制約が少ないため、患者の関係者や他領域の専門家などが参加しやすい。一対一なら対話の回路は一本しか引けない。しかし二対

二（AB vs DC）ならば回路は一気に六本にまで増える（A-B、A-C、A-D、B-C、B-D、C-D）。さらに参加者が増えるほど回路の数は飛躍的に増えていく。これがセイックラのいう「水平方向のポリフォニー」を豊かにすることにつながり、それとともに「space 余白」も増える可能性がある。

　以上に加えて筆者は、OD の有効性について、それがいろいろな意味で「浅い」点にあると考えている。対話実践では、患者は話したくないことには沈黙を守る自由がある。また治療者は、患者の話や態度を「解釈」しない。あくまでも言葉にされたことだけを取り上げ、それを深掘りするのではなく、横に広げていくのである。

　このように OD は、まさしく「浅層心理学（リュムケ／中井久夫）」（中井2019）にとどまる点においてすぐれているのではないか。個人精神療法の欠点のひとつが、「話が無駄に深まる」点にあると私は考えているが、その点からすれば対話実践ではむしろ、不用意に話が深まらないための工夫が随所になされている。そもそも OD は疾患特異的な「治療」より非特異的な「ケア」に比重をおいている。OD の有効性が示唆しているのは、従来考えられてきた以上に、多くの精神疾患が「特異的で深い治療」よりも「非特異的で掘り下げないケア」で回復しうる可能性ではないだろうか。

　だとすれば、OD は「掘り下げないケア」であるからこそ、リモートにも載せやすいのかもしれない。

　ひきこもり支援に関して言えば、現在、コロナ禍で訪問支援が困難になっている。居場所、デイケア、自助グループ、就労支援などの現場も多くの困難を抱えている。しかし訪問が難しくても、PC やタブレット、スマホを活用して、支援者と当事者、家族がつながることは十分に可能である。当事者にとっても「家に支援者が来るのは嫌だが、画面の中の支援者となら会ってもいい」という敷居の低さは確実にある。活用いかんによっては、こうした「リモート訪問支援」が、引きこもりの支援の新しい形として定着していく可能性もある。これはスタッフの側にも言えることで、多忙や人手不足を理由に訪問支援がなかなか難しい場合であっても、リモートを活用することで、限られたスタッフでも短時間で多くの家族に関わることが可能となるだろう。

　すでにひきこもり支援にピアスタッフが関わる試みも一部で始まっているが、

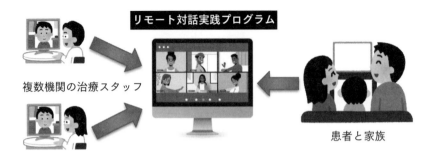

図1　オンラインの対話実践

リモート支援の現場にもピアスタッフの協力が得られれば、大きな力となるだろう。自宅から参加できるとなれば、ピアスタッフの側にもメリットは大きい。

　筆者は現在、RDP の有効性を実証するための研究に取り組んでいる。これまで述べてきたように、治療チームと患者、その家族や関係者が画面上で一堂に介し、対話やリフレクティングを行うという試みである。具体的には図1のような形になる。

　RDP の有効性が確立されれば、遠隔地で通院困難な患者と家族のケアも容易になり、所属の異なった治療者どうしがチームを組むことも可能となる。そればかりではない。不登校の場合は担任教師、職場の問題ならば上司や人事担当者などのように、患者側の重要な関係者にも参加してもらいやすくなる。海外など遠隔地に住む患者の関係者がネットワークのメンバーとして参加したり、治療チームの専門外の問題を扱う場合には、当該分野の専門家を招くことも容易になるだろう。

　地域の制約なしにケアのネットワークを構築することで、医療過疎地域にも高品質のケアを届ける可能性が拓かれる。最終的にはオンデマンド型のケア供給システムを構築することで精神医療を補完もしくは一部代替する可能性もあり、その社会的意義はきわめて大きいと考えられる。筆者らの当面の目標は、複数チームによる実践を重ねつつ事例を蓄積し、統計的検証によって RDP のエヴィデンスを確立することである。

　本研究は JSPS 科研費（21K03083）の助成を受けた。

文　献

Kane, Carol K. & Gillis, Kurt（2018）The Use of Telemedicine by Physicians: Still the Exception Rather than the Rule. *Health Aff*（*Millwood*）, 37(12), pp. 1923-1930,.

岸本泰士郎／斎藤環ほか（2021）「社会的距離戦略下におけるオンライン診療を考える」『日本社会精神医学会雑誌』30 巻 1 号（掲載予定）

中井久夫（2019）「血液型性格学を問われて性格というものを考える」『中井久夫集 10』みすず書房

Seikkula, J. & Arnkil, T. E.（2014）Open Dialogues and Anticipations − Respecting Otherness in the Present Moment. *National Institute for Health and Welfare, Tampere.*（斎藤環監訳『開かれた対話と未来』医学書院、2019）

Trevarthen, C.（1990）Signs before speech. In T. A. Seveok & J. Umiker-Sebeok（Eds.), The semiotic web. Amsterdam: Mouton de Gruyter.

おわりに──オープンダイアローグとパンデミックと人権

　編者の石原と斎藤が『オープンダイアローグの哲学』（全2巻）を企画し、執筆依頼を行ったのは2018年のことである。その2冊は最終的に『オープンダイアローグ　思想と哲学』『オープンダイアローグ　実践システムと精神医療』として出版されることになった。当初の締切である2019年に入稿していただいた執筆者の方も多い。多くの方にとっては、入稿していただいてから、実に2年以上も経過してからの出版となってしまった。この場をお借りしてお詫び申し上げたい。

　本書は、精神科医療・臨床心理の実践家の方を中心に執筆していただいた。オープンダイアローグが日本で知られるようになりはじめたのは、2013年頃である。2015年3月には日本における普及をめざす「オープンダイアローグ・ネットワーク・ジャパン」（ODNJP）が組織され、セミナーやワークショップが開催され始めた（編者の斎藤と石原は本書の執筆者の高木とともにODNJP共同代表を務めているが、本書（および『オープンダイアローグ　思想と哲学』）の内容は、ODNJPの見解を反映したものではなく、編者・執筆者の個人的な見解によるものである）。2015年7月には斎藤の著・訳による『オープンダイアローグとは何か』（医学書院）が出版され、オープンダイアローグが知られるきっかけとなった。その後多くの書籍や論文が出版され、現在ではオープンダイアローグは精神科医療従事者や当事者、家族などに広く知られるものとなっている。

　2017年にはODNJPにより、オープンダイアローグの基礎トレーニングコース（第1期）が開催され、現在（2021年）第3期のコースが進行中である。本書の執筆者の多くは、第1期の基礎トレーニングコースの修了者である。本書はオープンダイアローグそのものではないにしても、オープンダイアローグの考え方を取り入れた対話実践が日本の中に導入されていく時期の

実践家の思考の記録ともなっている。

　本書を企画・執筆をした時期、また、（多くの）執筆者が各章の原稿を入稿していただいた時期と現在との間には、新型コロナウイルス感染症（COVID-19）のパンデミックという、世界を一変させた出来事が横たわっている。この出来事が最も大きな影響を与えた領域の一つが、医療実践とケアの現場であり、精神科医療も大きな影響を受けることとなった。

　オープンダイアローグのトレーニングにも、海外や日本でオンライントレーニングが実施されるなど、大きな変化がもたらされた。オープンダイアローグの実践が、身体的な相互作用を重視していることを考えると、オンラインでのトレーニングが実施されてきていることは驚くべきことである。

　パンデミックは世界のあり方を大きく変えたが、同時に変わらないもの、不可欠なものを際立たせることになった。パンデミック経験のあとで、それ以前に書かれた本書の多くの章・コラムを改めて読んでみると、その意義に本質的な影響がないことに気がつく。本書で語られるメッセージは、精神科医療とケアの実践における対話の意義とその難しさである。対面的なコミュニケーションを困難にしたパンデミックはその意義をより強く意識させることになったし、対面的なコミュニケーションをオンラインでどこまで代替することができるのかを考えさせるきっかけとなった。対人接触が制限されるなかで、どのように対話的な空間を作りだすことができるのかが、新たな課題として意識されるようになったのである。

　他方で、新型コロナウイルス感染症の日本での感染の拡大は、精神科病院を中心とした日本の精神科医療が閉鎖的な空間を作り出し、対話を困難にしているものであることを改めて浮き彫りにすることにもなった。精神科病院では従来から、入院患者と外部との連絡が遮断される傾向にあったが、緊急事態宣言下などにおいては、面会がより徹底的に制限されることになった。また新型コロナウイルス感染症の感染拡大は、日本において精神科病院の入院患者の命と健康が軽視されている現状も浮き彫りにした。感染対策が十分ではなく、閉鎖的な環境にある全国各地の精神科病院で陽性患者のクラスターが発生し、多くの死者もでている。2021 年 7 月に放送された NHK のETV 特集「ドキュメント　新型コロナ×精神科病院」では、クラスターが

発生したある精神科病院で、保健所の指示のもと、新型コロナ感染症陽性患者と他の患者が同じ部屋に留め置かれていたことが報告された。また、別の精神科病院では陽性患者が大部屋に集められ外から南京錠で施錠されたうえで、極めて劣悪な状況下に放置されていたことも報告されている。このような日本の精神科医療の現状のもとで、オープンダイアローグを広めるということは一体どういうことなのか。改めて考えてみるべきだろう。

　このことと関連して、最近の新たな動きとして、オープンダイアローグと人権との関連について触れておきたい。2019 年には「人権に沿ったアプローチとしてのオープンダイアローグ」（von Peter et al., *Frontiers in Psychiatry*, 31 May 2019）という論文が発表され、2021 年 5 月に WHO が発表した地域精神医療のガイダンス（*Guidance on community mental health services: Promoting person-centred and rights-based approaches*）ではオープンダイアローグが「権利とリカバリーを促進する」グッドプラクシスの一つとして紹介されている。日本でも 2021 年 10 月の日本弁護士連合会「精神障害のある人の尊厳の確立を求める決議」でオープンダイアローグがとりあげられ、対話を重視することにより入院を避ける取り組みとして紹介された。オープンダイアローグは、国内外で人権を重視した精神科医療のアプローチとして位置づけられているのである。しかし、オープンダイアローグの考え方をとりいれた対話実践を行うだけで、人権を守ることができるわけではない。人権が守られないシステムの中での「対話」は人権侵害的なものとなり得る。むしろ、「人権に沿った」アプローチとしてのオープンダイアローグは、「人権を重視した」システムの中ではじめて可能となるアプローチだと考えるべきだろう。

　オープンダイアローグの基盤となるようなサービス提供システムの実現は、日本の現状からは果てしなく遠い。しかしシステムの改革なくしては、継続的な対話実践の場を確保することはできない。オープンダイアローグの考え方を取り入れた実践は、日本ではまだ始まったばかりである。日本で現在行われている様々な実践や試みと、今後のより大きな展開が、サービス提供システムの改革へとつながることを期待したい。本書がそのための一助となることを願っている。

人名索引

事項索引

編著者紹介（執筆順）

石原孝二（いしはら こうじ）［編者］
東京大学大学院総合文化研究科 教授。専門は科学技術哲学、精神医学の哲学。著書に『精神障害を哲学する──分類から対話へ』（東京大学出版会、2018年）、『当事者研究の研究』（編著、医学書院、2013年）、『シリーズ精神医学の哲学』（全3巻、編集代表、東京大学出版会、2016年）。

斎藤 環（さいとう たまき）［編者］
筑波大学医学医療系 教授。専門は精神医学、精神保健学。著書に『社会的ひきこもり──終わらない思春期』（PHP新書、1998年）、『オープンダイアローグとは何か』（著・訳、医学書院、2015年）、『オープンダイアローグがひらく精神医療』（日本評論社、2019年）。

森下圭子（もりした けいこ）
ムーミン研究家、翻訳家。著書にユリア・ヴォリ『ぶた』（訳、文渓堂、2001年）、『フィンランドのおじさんになる方法。』（共著、KADOKAWA、2015年）、ボエル・ヴェスティン『トーベ・ヤンソン──人生、芸術、言葉』（共訳、フィルムアート社、2021年）。

熊谷晋一郎（くまがや しんいちろう）
東京大学先端科学技術研究センター 准教授。専門に当事者研究、小児科学。著書に『リハビリの夜』（医学書院、2009年）、『つながりの作法──同じでもなく違うでもなく』（日本放送出版協会、2010年）、『当事者研究──等身大の〈わたし〉の発見と回復』（岩波書店、2020年）。

高木俊介（たかぎ しゅんすけ）
たかぎクリニック 院長、精神科医。著書に『精神医療の光と影』（日本評論社、2012年）、『ACT-Kの挑戦──ACTがひらく精神医療・福祉の未来』（批評社、増補新版2017年）、ヤーコ・セイックラ、トム・エーリク・アーンキル『オープンダイアローグ』（共訳、日本評論社、2016年）。

白木孝二（しらき　こうじ）
Nagoya Connect & Share 代表、臨床心理士。著書に『ブリーフセラピー入門』
（共著、金剛出版、1994 年）、『児童虐待へのブリーフセラピー』（共著、金剛出版、
2003 年）、マーサ・ハーバート、カレン・ワイントローブ『自閉症革命──「信じ
ることを見る」から「見たことを信じる」へ』（監訳、星和書店、2019 年）。

信田さよ子（のぶた　さよこ）
原宿カウンセリングセンター　顧問、公認心理師、臨床心理士。著書に『カウンセ
ラーは何を見ているか』（医学書院、2014 年）、『依存症臨床論──援助の現場か
ら』（青土社、2014 年）、『家族と国家は共謀する──サバイバルからレジスタンス
へ』（角川新書、2021 年）。

下平美智代（しもだいら　みちよ）
所沢市アウトリーチ支援チーム、看護師、公認心理師。著書に『精神障害リハビ
リテーション論』（共著、中央法規、2021 年）、『系統看護学講座　精神看護の展開
精神看護学②』（共著、医学書院、2021 年）、『ピアスタッフとして働くヒント』
（共著、星和書店、2019 年）。

伊藤順一郎（いとう　じゅんいちろう）
メンタルヘルス診療所しっぽふぁーれ　院長、精神科医。著書に『統合失調症／分
裂病とつき合う』（保健同人社、改訂新版 2002 年）、『精神科病院を出て、町へ──
ACT がつくる地域精神医療』（岩波ブックレット、2012 年）、『病棟に頼らない地
域精神医療論──精神障害者の生きる力をサポートする』（監修、金剛出版、2018
年）。

福井里江（ふくい　りえ）
東京学芸大学教育学部准教授、臨床心理士、臨床心理学。著書に『統合失調症を
知る心理教育テキスト家族版──じょうずな対処・今日から明日へ』（共同編集責
任、全改訂第 1 版 2018 年）、『統合失調症』（共著、医学書院、2013 年）。

森川すいめい（もりかわ　すいめい）
みどりの杜クリニック　院長、精神科医、鍼灸師。著書に『漂流老人ホームレス社
会』（朝日文庫、2015 年）、『感じるオープンダイアローグ』（講談社現代新書、
2021 年）、『オープンダイアローグ　私たちはこうしている』（医学書院、2021 年）。

大井雄一（おおい　ゆういち）
筑波大学医学医療系　助教、精神科医、オープンダイアローグ国際トレーナー。専
門は産業医学、精神医学。著書にヤーコ・セイックラ、トム・アーンキル、斎藤

環監訳『開かれた対話と未来——今この瞬間に他者を思いやる』（共訳、医学書院、2019 年）。

西村秋生（にしむら あきお）
だるまさんクリニック 院長、精神科医。

三ツ井直子（みつい なおこ）
一般社団法人つづく代表理事、訪問看護ステーション・シナモンロール、看護師。

村上純一（むらかみ じゅんいち）
琵琶湖病院 院長代行、精神科医。

山中一紗（やまなか かずさ）
琵琶湖病院 精神保健福祉士、手話通訳士。

オープンダイアローグ　実践システムと精神医療

2022 年 3 月 24 日　初　版

［検印廃止］

編　者　石原孝二・斎藤 環
　　　　いしはらこうじ　さいとう たまき

発行所　一般財団法人　東京大学出版会
　　　　代表者　吉見俊哉
　　　　153-0041 東京都目黒区駒場4-5-29
　　　　http://www.utp.or.jp/
　　　　電話 03-6407-1069　Fax 03-6407-1991
　　　　振替 00160-6-59964

組　版　有限会社プログレス
印刷所　株式会社ヒライ
製本所　誠製本株式会社

石原孝二・斎藤 環［編］
オープンダイアローグ　思想と哲学　　　　　Ａ５判／3200円
オープンダイアローグ　実践システムと精神医療　Ａ５判／3200円

石原孝二
精神障害を哲学する　　　　　　　　　　　Ａ５判／3200円
分類から対話へ

後藤基行　　　　　　　　　　　　　　　　　Ａ５判／5200円
日本の精神科入院の歴史構造
社会防衛・治療・社会福祉